AYUNO INTERMITENTE

Obtén un cuerpo delgado perfecto y un estilo de
vida de desintoxicación

(Pierda peso y adelgace, libro de cocina para
mujeres)

Karl Lugo

Publicado Por Daniel Heath

© Karl Lugo

Todos los derechos reservados

Ayuno Intermitente: Obtén un cuerpo delgado perfecto y un estilo de vida de desintoxicación (Pierda peso y adelgace, libro de cocina para mujeres)

ISBN 978-1-989853-43-6

Este documento está orientado a proporcionar información exacta y confiable con respecto al tema y asunto que trata. La publicación se vende con la idea de que el editor no esté obligado a prestar contabilidad, permitida oficialmente, u otros servicios cualificados. Si se necesita asesoramiento, legal o profesional, debería solicitar a una persona con experiencia en la profesión.

Desde una Declaración de Principios aceptada y aprobada tanto por un comité de la American Bar Association (el Colegio de Abogados de Estados Unidos) como por un comité de editores y asociaciones.

No se permite la reproducción, duplicado o transmisión de cualquier parte de este documento en cualquier medio electrónico o formato impreso. Se prohíbe de forma estricta la grabación de esta publicación así como tampoco se permite cualquier almacenamiento de este documento sin permiso escrito del editor. Todos los derechos reservados.

Se establece que la información que contiene este documento es veraz y coherente, ya que cualquier responsabilidad, en términos de falta de atención o de otro tipo, por el uso o abuso de cualquier política, proceso o dirección contenida en este documento será responsabilidad exclusiva y absoluta del lector receptor. Bajo ninguna circunstancia se hará responsable o culpable de forma legal al editor por cualquier reparación, daños o pérdida monetaria debido a la información aquí contenida, ya sea de forma directa o indirectamente.

Los respectivos autores son propietarios de todos los derechos de autor que no están en posesión del editor.

La información aquí contenida se ofrece únicamente con fines informativos y, como tal, es universal. La presentación de la información se realiza sin contrato ni ningún tipo de garantía.

Las marcas registradas utilizadas son sin ningún tipo de consentimiento y la publicación de la marca registrada es sin el permiso o respaldo del propietario de esta. Todas las marcas registradas y demás marcas incluidas en este libro son solo para fines de aclaración y son propiedad de los mismos propietarios, no están afiliadas a este documento.

TABLA DE CONTENIDO

Parte 1

Introducción

Así que, te subiste a la báscula y rápidamente saltaste de nuevo, la reajustaste y volviste a intentarlo (sí, todos lo hacemos), pero desgraciadamente, es cierto - estás subiendo unos cuantos kilos. Pero en lugar de revolcarse en la miseria mientras masticas ese último trozo de pastel de chocolate, decides hacer algo al respecto. En toda tu gloria proactiva, aceleras el ordenador y caes a salvo en los brazos de Google, tu amigo de confianza que nunca te ha defraudado. Pero... ¡DECEPCIÓN! - El mundo cibernético está lleno de desintoxicación y dietas líquidas y rápidamente sientes que tu corazón se hunde en tu barriga. Porque seamos honestos, ¿quién tiene la fuerza de voluntad para soportar un ayuno líquido de 3 días en el que nada pasa por tus labios más que agua y algún que otro jugo de fruta? Yo no, y estoy seguro de que hablo en nombre de muchas personas cuando digo: ¡no hay manera! Incluso si usted puede superar el hambre voraz y los dolores de cabeza, las náuseas y los mareos, ¿qué sucede cuando se detiene el ayuno? Bueno, si te pareces en algo a mí, te acobardas y recuperas lo que perdiste, así como unos kilos o dos más por tus problemas. Simplemente no vale la pena, principalmente porque no es sostenible.

Para que una dieta sea eficaz, debe ser

sostenible. Estoy seguro de que no te estoy diciendo nada nuevo aquí. Usted SABE que las dietas, píldoras y pociones que prometen que perderá 10 kilos en una semana te están afectando. Usted lo sabe, así que ¿por qué caemos tan a menudo en la trampa de creer todo el marketing? Bueno, es porque la gente que quiere perder peso está desesperada por una solución rápida, desesperada por no tener que vivir con palitos de zanahoria y apio durante meses y desesperada por no tener que pasar la mayor parte de sus días mirando la misma pared mientras corren durante kilómetros en una cinta de correr. Estamos tan desesperados que intentaremos cualquier cosa con la esperanza de que "tal vez ésta funcione".

Bueno, ¡estoy aquí para educarte sobre un cambio de estilo de vida que te transformará - mente, cuerpo y alma! No más alimentos prohibidos. No más vivir de comida de conejo. No más beber tu cena. Y lo más importante, ¡no más peso! Voy a presentarles la **Dieta Rápida** - un plan revolucionario de pérdida de peso que funciona, es sostenible ypuede ser respaldado por la ciencia -

¿ahora eso marca todas las casillas o qué?

¿Cómo funciona la dieta rápida?

Soy una chica sencilla y lo que más me gusta de la *dieta rápida* es que no estás atascado por una tonelada de reglas (¿sólo come proteínas con verduras y un poco de carbohidratos, o no tiene carbohidratos y un poco de lácteos?) - Rápidamente te confundes y se convierte en demasiado esfuerzo para mantener.

¡La dieta rápida es la simplicidad personificada! Incorpora una práctica llamada *ayuno intermitente*, algo que ha sido utilizado por muchas culturas y religiones durante siglos. Básicamente, la única regla de esta dieta es que usted debe ayunar durante 2 días no consecutivos de una semana entera. Durante los otros 5 días de la semana, usted puede reanudar sus patrones normales dealimentación.

Ahora, antes de que apagues el Kindle o tires este libro por frustración de ser otra dieta de hambre, escúchame. "Ayunar no significa morirse de hambre, ¡no puedo dejar de insistir en ello! En sus días de ayuno usted simplemente está limitado en las calorías que puede consumir. Para los hombres tiene un límite de 600 calorías y para las mujeres, 500 calorías. Sé que esto parece una cantidad insignificante, pero te prometo que una vez que termines de leer las increíbles recetas de este libro y te des cuenta de lo mucho que puedes hacer con 5/600 calorías en un día, teconvertirás.

El ayuno y las comidas bajas en calorías NO significan que usted comprometa el sabor y la calidad de sus comidas - simplemente significa que necesita permitir que sus creativos dotes culinarios fluyan para preparar algo más emocionante que la col hervida durante 2 días. Y créanme, este libro está lleno de comidas excitantes, tentadoras y apetitosas para mantenerlos satisfechos desde la mañana hasta la noche en sus días de ayuno.

La ciencia y los beneficios para la salud de la dieta rápida

¿Todavía no está convencido? Permítanme contarles un poco más sobre la ciencia que hay detrás de esta dieta.

La pérdida de peso saludable tiene sus raíces en el sentido común y ese es el resultado final. Como regla general, si la pierde rápidamente, la recuperará rápidamente. Debido a que la dieta rápida le permite disfrutar de sus alimentos favoritos y no encierra a ningún grupo de alimentos en cuarentena, es mucho más fácil de mantener a largo plazo. La pérdida de peso puede ser un poco más lenta, pero es constante y permanente. Sin mencionar tu bienestar psicológico. Cuántos de nosotros nos odiamos a nosotros mismos y nos flagelamos mentalmente y nos azotamos a nosotros mismos cuandohacemos trampas en una dieta (no importa cuán grande o pequeña sea la trampa). Nos sentimos como un fracaso. Nuestroya frágil amor propio y autoestima recibe un nuevo golpe y eventualmente rompe nuestra confianza. Al hacer que todo sea permitido, muchas personas encuentran que sus antojos por todas las cosas equivocadas disminuyen. Lo único que hace la prohibición de un alimento es convertirlo en la tentación prohibida más deliciosa y lo único que se quiere, es más. En serio, dígase a sí mismo que no puede comer chocolate y que va a dominar cada minuto de su día hasta que se le caiga una losa entera. Yup -CHOCOLATE!

Con la *dieta rápida*, lo que comes en los días que no son de ayuno depende totalmente de ti - puedes tener tu pastel y comerlo (¡e incluso lamer el plato si quieres!). Ahora no me malinterpreten, ciertamente no estoy sugiriendo que coman pizza para el desayuno, pastel para el almuerzo y pasteles para la cena con una orden de McDonald's en los 5 días libres (recuerden el sentido común). Lo que sí significa es que, si sientes como un "deleite/trampa", puedes tenerlo sin la culpa que te acompaña y sin descarrilar toda tu dieta. La *dieta rápida* te da la libertad de disfrutar de los alimentos favoritos que te gustan (con moderación) mientras sigues con tu dieta - ¡sólo recuerda que, con cualquier libertad, viene la responsabilidad!

La dieta rápida realmente pone de relieve la psicología inversa en su mejor momento y, ya sabes,

¡funciona! ¡Cuando se tiene algo malsano, la gente tiende a comer menos de lo que come cuando está firmemente escrito en la lista de tabúes en un marcador permanente grande y gordo! Los principios de la dieta son simples - si usted quiere perder peso, simplemente consuma menos de lo que su cuerpo utiliza. De esta manera su cuerpo se ve forzado a aprovechar las exuberantes reservas de grasa de sus muslos con hoyuelos para obtener energía y el resultado es la pérdida de peso. Todo este proceso se llama cetosis y es esto lo que le ayuda a perder grasa y mejora la capacidad de su cuerpo para desintoxicarsenaturalmente.

La dieta rápida con su *ayuno intermitente* controlado no se trata sólo de encajar en ese par de jeans delgados o esculpir un cuerpo de bikini mecedor para el verano, sino que también cuenta con algunos beneficios de salud realmente impresionantes que deberían hacer que te sientes y te des cuenta. La investigación científica ha demostrado que hay beneficios tangibles y definitivos en la dieta rápida que van mucho más allá de la pérdida de peso.

El ayuno intermitente puede transformar no sólo su cuerpo, sino toda su forma de vida. Usted experimentará un cambio en su actitud hacia la comida y los hábitos alimenticios saludablescomenzarán a formarse naturalmente. Comer pequeñas comidas a lo largo del día ayuda a estimular su metabolismo y mantiene su cuerpo funcionando de manera óptima. Disfrutará de una mejor salud mental y psicológica y una sensación general de bienestar se asentará sobre usted. Se ha demostrado que el ayuno realmente permite promover el crecimiento de nuevas células nerviosas en el cerebro, lo cual es esencial para la memoria, el aprendizaje, el enfoque y la concentración. Además, los devotos lo han llamado la "dieta feliz" porque se sienten más positivos, lúcidos y alegres. La dieta rápida ayuda a reducir la presión arterial y los niveles de colesterol y, en consecuencia, reduce los riesgos asociados con las enfermedades cardíacas. Ofrece protección contra enfermedades neurodegenerativas como el Alzheimer y el Parkinson, y se ha demostrado provisionalmente que tiene vínculos positivos con la prevención delcáncer.

Ya que las comidas regulares ayudan a estabilizar los niveles de azúcar en la sangre, la dieta rápida juega un papel importante para evitar la diabetes. También se ha demostrado que el ayuno redirige el consumo de energía del cuerpo hacia el sistema inmunológico, fortaleciéndolo, lo que mejora nuestra capacidad para combatir las enfermedades. La ciencia no miente y los hechos hablan por sí mismos.

Dicho esto, no sería un autor responsable si no emitiera una advertencia cautelar. Esta dieta no se recomienda para ciertos grupos demográficos. Si usted es diabético, está embarazada o amamantando, tiene menos de 18 años o tiene cualquier otro problema de salud (como reflujo gastrointestinal) que requiera laingesta regular de alimentos para controlarlo, no debe embarcarse en esta dieta. Y puesto que el buen sentido común es un tema recurrente en este libro, siempre es una buena idea consultar a su médico antes de embarcarse en cualquier nueva dieta o régimen deejercicio.

Consejos prácticos para mantenerse en el buen camino

Así que todavía estás leyendo...eso significa que eres serio acerca de hacer un cambio, pero ahora la gran pregunta - ¿CÓMO? Toda esta información puede parecer un poco abrumadora al principio, así que aquí hay algunos consejos prácticos realmente útiles para salir de los bloqueos iniciales de la dietarápida.

Como con cualquier cosa planeada de antemano, está advertido y un poco de planificación previa es de gran ayuda para asegurar una transición sin problemas a esta forma de vida. Es mejor planear sus días de ayuno con anticipación, así como elmenúque va a seguir. Asegúrese de que su cocina esté llena de lo que necesita antes de un día de ayuno para que no se sienta tentado por viajes de última hora a las tiendas cuando esté teniendo un día de calorías reducidas. NUNCA compre en un día de ayuno - a menos que tenga una voluntad de hierro (¡lo cual pocos de nosotros poseemos!). Se recomienda ayunar en los días en que se sabe que se va a estar muy ocupado, de esa manera la comida no es lo más importante en su mente. No planifique días de ayuno en los días en que sabe que tiene compromisos sociales y si uno de ellos aparece inesperadamente, puede cambiar su día de ayuno (los días de ayuno pueden ser cualquier día que le convenga, no tienen que ser los mismos todas las semanas) - ¡no se prepare para fracasar, sino más bien planifique con anticipación para tener éxito!

En los días de ayuno usted puede manejar sus calorías como crea conveniente, así que,si esa rebanada de pastel se ve bien, usted puede comerla, pero va a ser un largo y hambriento resto de día. **Trate de dividir sus calorías en partes iguales a lo largo del día para evitar el hambre.** La nutrición regular es lo que tu cuerpo anhela, así que dale lo que necesita. Las deliciosas y creativas recetas de este libro le darán un gran punto de partida para esto. Cuanto más creativa y sabrosa sea la comida, menos se sentirá como una dieta y más fácil será seguirla. Experimente con sabores, texturas, hierbas, especias y condimentos - nunca se sabe, ¡puede que simplemente le dé al oroculinario!

Trate de no volverse loco comiendo exageradamente en sus días de no ayuno. Prepararse para un día de ayuno no es la respuesta. Usted sólo estira el estómago y termina sintiéndose más hambriento y todo lo que comió el día anterior simplemente se almacenará como grasa de todos modos. El objetivo de esta dieta es tratar de redefinir su relación poco saludable con los alimentos y establecer parámetros más saludables en su lugar. Se cree que ser "forzado" a pensar cuidadosamente sobre su comida en los días de ayuno y tomar conciencia de elegir alimentos que sean más nutritivos conduce a mejores opciones de comida en los días que no son deayuno.

¡¡¡¡HIDRATAR!!!!! Bebe agua...bébela a

menudo...bebe mucho....¡fin! El agua potable es crucial - te llena y es necesaria en la reacción química de la quema de grasa. Así que asegúrate de beber tus 8 vasos. Si no puedes aguantar el agua, puedes darle vida con un poco de limón fresco u otro zumo de cítricos, como te guste - ¡sólo bébelo! ¡El agua caliente de limón también es una gran anti-hambre entre comidas!

El ejercicio es importante para todos, con dieta o sin ella, PERO hay que recordar que en los días de ayuno tu cuerpo no va a recibir suficiente combustible para manejar entrenamientos largos o extenuantes - más bien guarda los de los otros 5 días y trata de descansar en los días de ayuno (la mayoría de los programas de ejercicio recomiendan los días de descanso de todos modos, así que sólo hace falta un poco de planificación para coordinar). Para todos los conejitos del gimnasio que tienen que estar absolutamente activos, pruebe una caminata corta y enérgica o algo ligero en los días de ayuno. También es muy importante recordar que el ejercicio estimula el apetito y usted puede sentirse especialmente hambriento después de un entrenamiento en un día de ayuno y más propenso a comer en exceso o exceder su cuota de calorías. La mayoría de nosotros siempre nos quejamos de que nunca tenemos tiempo para oler las rosas - bueno, aquí está tu excusa/razón/motivación - por la presente declaro días dedescanso!

Siguiendo con esto, duerme lo suficiente, duerme, duerme, duerme, duerme, duerme. Su capacidad para perder peso se ve seriamente impedida cuando está cansado, ya que los alimentos reconfortantes azucarados, almidonados y cargados de calorías se vuelven infinitamente másatractivos.

Haga de las comidas un evento - ¡el hecho de que usted esté comiendo porciones más pequeñas no significa que tenga que merodear vergonzosamente en la cocina, devorando su comida por encima del lavaplatos! Distribuya su comida y colóquela estéticamente en el plato. Vierta un vaso de agua en una copa de vino grande y ponga la mesa. Coma despacio y mastique bien la comida mientras charla con su familia. Si las comidas siguen siendo agradables, la dieta no parecerá unatarea.

Si es posible, trate de convencer a un amigo, compañero de trabajo o pareja para que haga esta dieta con usted. Siempre ayuda tener a alguien que entienda de primera mano por lo que estás pasando para apoyarte a través deella.

Y finalmente, el problema, ¡mantente alejado de la báscula! Todos sabemos que pesarse todos los días no hace más que deprimirte, ¡pero todos lo hacemos! Hay demasiadas fluctuaciones con la retención de agua y similares para que un pesaje diario sea un reflejo exacto de cualquier cosa. Los pesajes semanales son más que suficientes y un reflejo mucho más preciso de la pérdida de peso. Trate de pesarse a la misma hora cada semana (preferiblemente por la mañana, antes del desayuno). Trate de no desanimarse porpequeñaspérdidas - ¡una pérdida sigue siendo una pérdida! La pérdida de peso lenta y constante es más saludable y más permanente que perder un montón de peso rápidamente.

Por último, la regla número uno de cualquier dieta (y de la vida en general) es...... Sé amable contigo mismo. No se castigue por los fracasos percibidos e imaginarios (auto decididos). ¡Sólo eres humano y errar es natural! Manténgase positivo y concentrado lo mejor que pueda. La primera semana de cualquier cosa es siempre la más dura hasta que encuentras tu ritmo. Muy pronto, esta dieta se adaptará perfectamente a tu vida y se convertirá en algo natural, algo que haces sin pensar, como vestirte por las mañanas. Dicho esto - los reveses son parte de la vida y no importa cuánto lo intentes, habrá días en los que no podrás resistirte a un festín. Cuando esto suceda, tómelos con calma, sea flexible y comience de nuevo al día siguiente. Esta dieta no está hecha de piedra. Usted no es responsable ante NADIE excepto usted mismo por su progreso en el tema. Así que si se pierde un día de ayuno o come más calorías de las que se suponía que debía, simplemente vuelva a tomarlas al día siguiente. Reanuda el plan y continúa. La *dieta rápida* está ahí para mejorar tu vida, no es una sentencia de prisión. Así que ponte a cocinar, a ayunar y a disfrutar de tu vida, ¡es la única que tienes!

Sobre las Recetas

Una nota rápida sobre las maravillosas recetas de este libro; ¡los tamaños de las porciones no están listados para ninguna de las recetas porque cada una de las recetas de este libro sirve para 1! Así que no hay conjeturas para usted y no hay necesidad de preocuparse por el tamaño de las porciones.

Tenga en cuenta que siempre que esté utilizando un espray antiadherente para cocinar, ¡tiene 7 calorías por segundo! Puede decir 0 calorías en la parte posterior de la lata, pero eso no es exacto. He incorporado las calorías de los aerosoles antiadherentes para cocinar en cada receta, pero si usa más de lo que le aconsejo, deberá tener en cuenta esas calorías.

Además, en caso de que te lo estés preguntando, cada vez que me refiero a una"pizca" de algo, técnicamente hablando, una pizca es de 1/8 de cucharadita (aunque si estás usando sal, puedes usar mucho más que unapizca y aun así no afectar el conteo de calorías). Sin embargo, si decide usar más de una"pizca" de pimienta, tenga en cuenta que la pimienta negra molida tiene 6 calorías por cucharadita.

¡Ahora sin más preámbulos, a las recetas! Tengo la sensación de que te va a *encantar* lo que te tengo reservado.

Comida de 100 calorías

DESAYUNO de 100 Calorías

¡Estos deliciosos huevos envueltos en prosciutto son una excelente manera de empezar el día! Si prefieres un poco más de sabor, espolvorea algunas hojuelas de pimiento rojo con la ventaja añadida de un aumento del metabolismo para conseguir que tu sistema bombee para el día siguiente.

Tiempo de preparación: 10 minutos

Tiempo de cocción: 10-15 minutos (dependiendo de cómo le gusten los huevos)

Calorías: [**123**]

25 g de prosciutto	36 cal.
1 huevo grande (50g)	72 cal.
18g de champiñones en rodajas finas	4 cal.
¼ cucharadita de paprika	2 cal.
¼ cucharadita de ajo en polvo	2 cal.

Espray antiadherente para cocinar (1   7 cal. segundo)

Método:

1. Rocíe un molde para muffins estándar con aceite en aerosol antiadherente (por 1 segundo).

2. Cubra el interior de la taza para muffins con las rebanadas de jamón.

3. Ahora coloque los champiñones en rodajas finas en el fondo de la taza del muffin y espolvoree el ajo en polvo en la parte superior.

4. Rompa el huevo en la parte superior de los champiñones y termine con un poco de paprika.

5. Hornee durante 10 a 15 minutos a 180 ° C o hasta que los huevos estén cocidos

según su preferencia.

6. Deje que el huevo se enfríe un poco antes de sacarlo del molde para muffins.

7.   ¡Comer!

Batido de Frambuesa y Melocotón

112 g de yogur natural bajo en grasa	55 cal.
1 melocotón mediano (150g) - picado y sin hueso	59 cal.
61 g de frambuesas (o 1/2 taza)	32 cal.
½ cucharadita de azúcar	8 cal.
¼ cucharadita de esencia de vainilla	3 cal.
Un puñado de cubitos de hielo (opcional)	0 cal.

Batido de Frambuesa y Melocotón

¡Este delicioso batido de frutas mezclado con yogur bajo en grasa y matices de melocotón hará que sus papilas gustativas canten!¡Sin mencionar que es sorprendentemente

31

llenador! Las frambuesas y la vainilla añaden una sutil profundidad de sabor y calidad refrescante para transformar su día de suave aextraordinario.

Tiempo de preparación: 20 minutos
Tiempo de cocción: 0 minutos
Calorías: [**157**]

Ingredientes:

Método:

Colocar todos los ingredientes en la licuadora y pulsar hasta que esténsuaves. ¡Viértalo en su vaso de servir y arrójelo y disfrútelo!

*Nota - Para la fruta se pueden utilizar ingredientes frescos o congelados siempre y cuando no estén endulzados. También puede sustituir las frutas por temporadas o al gusto. ¡No olvide comprobar las calorías!

Los waffles calientes por la mañana son comida reconfortante y esta receta no decepciona. Al utilizar avena seca molida como sustituto de la harina, podemos reducir la cantidad total de calorías, sin sacrificar ni siquiera un poco el sabor. El toque de vainilla aumenta el sabor, lo que hace que este sea una opción deliciosa y llena para el desayuno. Esta receta hace un gofre mediano.

Tiempo de preparación: 5 minutos

Tiempo de cocción: 10 minutos

Calorías: [**168**]

Ingredientes:

27 g de avena regular o rápida, seca	102 calorías
3/4 cucharadita de polvo de hornear	4 cal.
1/4 taza (60 g) de leche de almendras sin azúcar y vainilla	8 cal.
1 clara de huevo	16 cal.
1 cucharadita de azúcar	15 cal.
1 cucharadita de canela	6 cal.
1 cucharada de puré de manzana sin azúcar	7 cal.
1/4 cucharadita de vainilla	3 cal.
Una pizca de sal	0 cal.
Aerosol antiadherente para cocinar (1 segundo)	7 cal.

Método:

Para hacer la avena adecuada como sustituto de la harina, tome unos 40 g de avena seca y colóquela en una licuadora o procesadora de alimentos y muela hasta que esté consistente con laharina.
Tome 27g de la harina de avena y

colóquela en un bol. Congele o refrigere cualquier resto de harina de avena si lodesea.

Ponga el resto de los ingredientes *secos* en el tazón y coloque el tazón a unlado.

En un recipiente aparte, agregue la clara de huevo, la leche de almendras sin azúcar, la vainilla y el puré de manzana y bata todojunto.

Ahora mezcle bien los ingredientes húmedos ysecos.

Rocíe la plancha para gofres con un poco de aceite antiadherente (durante 1 segundo) y vierta la masa para que secocine.

Cocine hasta que estén dorados. Servirinmediatamente.

Cómetelo todo.YUM!

*Nota - ¡Para una alternativa de jarabe bajo en calorías, use puré de manzana sin azúcar a sólo 7 calorías por cucharada!

Tomate con RellenoSorpresa

¡Qué placer es esto! Lleno de nutrición y sabor estarás lleno y listo para salir después de comer esto. Aunque esta comida tarda un poco más en cocinarse vale la pena esperar.

<u>Tiempo de preparación</u>: 10 minutos
<u>Tiempo de cocción</u>: 50 minutos
<u>Calorías</u>: [**144**]

Ingredientes:

1 bistec de tomate grande (unos 180 g)	32 cal.
1 huevo grande (50g)	72 cal.
2 cucharadas de maíz congelado	15 cal.
1 cucharada de queso parmesano rallado	22 cal.
½ cucharadita de cebollín picado	0 cal.

¼ cucharadita de ajo en polvo	2 cal.
¼ cucharadita de orégano	1 cal.
Una pizca de sal y pimienta	0 cal.

Método:

Cubra un molde para hornear pequeño con un papel antigrasa / pergamino y precaliente el horno a 180o C.

Corte la parte superior del tomate y use una bola de melón o una cuchara para ahuecar suavemente el tomate. Deseche las semillas y la carne.

Espolvoree ¼ cucharadita de orégano en las paredes internas del tomate.

Bate el resto de los ingredientes, excepto el queso, en una jarra pequeña y vierta cuidadosamente la mezcla en el tomate ahuecado.

Espolvoree el queso parmesano uniformemente por encima.

Coloque el tomate en el plato para hornear preparado y cocine por 50 minutos o hasta que el huevo esté listo.

Deje que se enfríe un poco antes de servir.

¡Simplemente excelente!

Salsa dulce y picante al amanecer

115 g de piña picada	57 cal.
50 g de plátano pelado y picado	45 cal.
50 g de mango picado	35 cal.
3g de chile jalapeño - sin semillas y cortado en cubitos	1 cal.
1 cucharada de cebolla roja picada finamente	4 cal.
1 cucharada de jugo de limón	4 cal.
1 cucharadita de cilantro recién picado	0 cal.
¼ cucharadita de chile en polvo (o al gusto)	2 cal.

Salsa dulce y picante al amanecer

Revoluciona tu motor temprano con este desayuno de salsa picante y afrutado. Su cuerpo no solo obtiene un gran impulso de vitaminas y minerales de la fruta, sino que además le agrega un toque de polvo de chile para convertir su metabolismo en un aparato que elimina la grasa. ¡Qué manera de comenzar tu día!

Tiempo de preparación: 20 minutos
Tiempo de cocción: 0 minutos
Calorías: [**148**]

Ingredientes:

Método:

Pique todos los ingredientes y colóquelos en un tazón, revolviendo ligeramente para combinarlos.

Añadir el zumo de limón por encima y espolvorear ligeramente la fruta con el chile en polvo.

Terminar con un poco de cilantro

finamentepicado.
¡empezar a comer y disfrutar!

Mantequilla de almendra tostada y fruta para untar

Si usted está buscando un desayuno saludable, lleno y nutritivo, ¡no busque más porque esta receta marca todas las casillas! Tostadas crujientes untadas con mantequilla de almendra suave y cremosa y cubiertas con fruta jugosa - el contraste de sabores y texturas se funden en el desayuno perfecto que se puede preparar en 5minutos.

Tiempo de preparación: 5 minutos
Tiempo de cocción: 0 minutos
Calorías: [**156**]

Ingredientes:

1 rebanada de pan multigrano ligero 45 cal.
50 g de plátano cortado en rodajas   45 cal. finas

50g de arándanos frescos	29 cal.
1 cucharadita de mantequilla de almendras	34 cal.
¼ cucharadita de semillas de lino	3 cal.

Método:

Ponga el pan en la tostadora y cocínelo a sugusto.

Mientras la tostada se cocina, corta el plátano en rodajas y prepara el resto de los ingredientes.

Para ensamblar - unte la mantequilla de almendras sobre la tostada y espolvoree las semillas de lino encima, luego coloque las rebanadas de banana encima y termine con losarándanos.

¡Absolutamente delicioso!

*Para una deliciosa variación, trate de sustituir el pan por rebanadas de manzana y las semillas de lino por canela -YUM!

¿Quién dice que la comida dietética tiene que ser blanda y aburrida? Estas papas fritas están repletas de sabor y cuando se las cubre con un delicioso salmón ahumado no se pueden equivocar.

Tiempo de preparación: 10 minutes
Tiempo de cocción: 10 minutes
Calorías: [**154**]

Ingredientes:

75 g de papas peladas y ralladas	58 cal.
50 g de salmón ahumado	59 cal.
1 cucharadita o 5g de mostaza	3 cal.
1 cucharada de cebolla picada finamente	4 cal.
1 cucharadita de harina	9 cal.

1 cucharadita de cebollino picado	0 cal.
½ cucharadita de ajo picado	2 cal.
Pizca de Pimienta negra	0 cal.
Aerosol antiadherente para cocinar (2 segundos)	14 cal.

Método:

Mezclar la papa rallada, la mostaza integral, la harina, la cebolla y el ajo en un bol hasta que estén bienmezclados.

Dividir la mezcla en dos porciones iguales, rociar una sartén antiadherente con un poco de espray de cocina y calentarla a fuegomedio.

Colocar la mezcla de papas en la sartén y presionarla con el dorso de unacuchara.

Cocine hasta que ambos lados estén bien dorados y el hachís comience adorarse.

Retire las papas fritas de la sartén y colóquelas en un plato paraservir.

Cubra con el salmón ahumado y adorne con el cebollino picado y la pimientanegra.

¡Totalmente asombroso!

¡Tomando un giro inusual en su tortilla clásica, este es un desayuno que puede preparar en 5 minutos! ¡Elaumento de potencia de las triple proteínas te acelerará y te mantendrá feliz hasta el almuerzo!

Tiempo de preparación: Menos de 5 minutos
Tiempo de cocción: 5 minutos
Calorías: [**123**]

Ingredientes:

2 claras de huevo batidas	32 cal.
25 g de jamón picado fino	41 cal.
25 g de espinacas ralladas	6 cal.
1 diente de ajo picado	4 cal.
1 cucharadita de aceite de	40 cal.

oliva

Método:

Calentar el aceite de oliva en una sartén antiadherente a fuego medio alto y saltear el diente de ajo durante 1 minuto hasta que estéoloroso.

Agregue la espinaca y el jamón y cocine, revolviendo, hasta que la espinaca se haya marchitado (no más de 2minutos).

Verter las claras de huevo batidas y dejarlasreposar.

Cuando la parte inferior esté marrón, voltee la hamburguesa y dore el otro lado.

No debería tomar más de 1 minuto porlado.

Trasladela hamburguesa a su plato paraservir.

¡Comer!

ALMUERZO de 100 Calorías

Ensalada oriental de atún a la plancha

Este almuerzo ligero tiene un marcado aire asiático y tiene un toque de sabor. Literalmente se puede preparar en pocos minutos y es la comida perfecta para los días ajetreados y ajetreados.

Tiempo de preparación: 10 minutos
Tiempo de cocción: 1 minuto
Calorías: [**147**]

Ingredientes:

90 g de filete de atún cortado en tiras	110 cal.
50g de cohete	13 cal.
30 g de tomates cherry cortados por la mitad	5 cal.
1 cucharada de salsa de soja	8 cal.
1 cucharadita de jugo de limón	1 cal.
½ cucharadita de semillas de sésamo	9 cal.

¼ cucharadita de hojuelas de pimiento rojo   1 cal.

Método:

Mezclar el atún y la salsa de soja en un bol y dejar marinar durante 5 minutos mientras se prepara la ensalada.

Coloque la rúcula en un bol y cubra con los tomates cherry y los pimientos rojos en hojuelas.

Calentar una sartén antiadherente a fuego alto y dorar las tiras de atún durante unos 20 segundos por cadalado.

Colocarlas encima de la ensalada y rociarlas con jugo delimón.

Terminar con una guarnición de semillas deajonjolí.

¡Come y disfruta!

¡Están deliciosos! Suculento bistec relleno con mostaza Dijon y espinacas, asado a la perfección y acompañado de una simple ensalada de rúcula, hace de este un sabroso bocadillo que sin duda hará una y otra vez.

Tiempo de preparación:10 minutos

Tiempo de cocción: 20 minutos

Calorías: [**143**]

60g de bistec de falda - machacado fino	116 cal.
40g cohete	10 cal.
25g de hojas de espinaca baby	16 cal.
1 cucharada de mostaza Dijon	10 cal.

Método:

Caliente la parrilla a fuegomedio-alto

Corte el bistec por la mitad horizontalmente, pero no lo corte hasta el final. Tienes que ser capaz de abrirlo como unlibro.

Extienda la mostaza Dijon sobre el bistec y cubra con las hojas de espinaca baby, luego enróllelo y átelo en su lugar con un hilo decocina.

Ase el bistec durante unos 20 minutos - puede ajustar el tiempo de cocción dependiendo de cómo le guste el bisteccocido.

Cuando el bistec esté cocido a su gusto, retírelo de debajo de la parrilla y deje reposar la carne durante 5 minutos antes de cortarla enrodajas.

Sirva los rollitos de carne con un lado de rúculafresca.

Muy adictivo(¡desgraciadamente!)

125 gr. de champiñones picados	27 cal.
60 ml de caldo vegetal	5 cal.
1 tallo de apio (40g) - rebanado fino	3 cal.
¼ cebolla (28g) - en rodajas finas	12 cal.
1 diente de ajo picado	4 cal.
2 cucharadas de crema agria	51 cal.
½ cucharadita de aceite de oliva	20 cal.
½ cucharadita de pimentón ahumado	3 cal.
Un toque de pimienta negra	0 cal.
1 cucharada de perejil fresco picado para adornar	1 cal.

Este delicioso plato cremoso es un ganador cualquier día de la semana. Su relleno, bajo en calorías, ¡fácil de preparar e increíblemente sabroso! El pimentón añade un trasfondo ahumado que se complementa perfectamente con un sutil toque de ajo para hacer de éste un plato que se distingue del resto.

Tiempo de preparación: 10 minutos

Tiempo de cocción: 25 minutos

Calorías: [**126**]

Ingredientes:

Método:

Calentar el aceite en una sartén antiadherente a fuego medio, añadir el

apio, el ajo y las cebollas y cocinar hasta que empiecen a ablandarse (unos 5minutos).

Añadir los champiñones picados y el pimentón ahumado y cocinar durante 5 minutosmás.

128 g de zanahorias peladas y cortadas en trozos grandes	52 cal.
250 ml de caldo vegetal	22 cal.
¼ cebolla (28g) – picada	12 cal.
1 diente de ajo picado	4 cal.
1 cucharadita de aceite de oliva	40 cal.
½ cucharadita de jengibre rallado	3 cal.
½ cucharadita de canela	3 cal.
¼ cucharadita de nuez moscada	3 cal.
¼ cucharadita de pimienta inglesa	1 cal.
¼ cucharadita de hojuelas de pimiento rojo	1 cal.

ás.

Vierta el caldo de verduras y cocine hasta que el líquido se reduzca a la mitad (unos 10 minutos).

Agregue la crema agria y cocine por 5 minutosmás.

Servir inmediatamente y decorar con pimienta negra y perejilpicado.

¡Absolutamente delicioso!

Sabores de la sopa de zanahoria de otoño

El otoño evoca una cierta magia en el alma y nada dice otoño como los colores naranja y rojo y los aromas especiados de la canela. Métase en esta deliciosa sopa cuando baje la temperatura y disfrute de la comodidad mientras inhala e ingiere los sabores delotoño.

Tiempo de preparación: 15 minutos

Tiempo de cocción: 30 minutos

Calorías: [141]

Ingredientes:

Método:

Calentar el aceite de oliva en una cacerola antiadherente a fuego medio y saltear el ajo y el jengibre durante 1 minuto, luego añadir las cebollas y las zanahorias y cocinar hasta que empiecen aablandarse.

Añada el resto de los ingredientes, excepto las hojuelas de pimiento rojo, y lleve la sopa a ebullición.

Tape la olla, reduzca el fuego y deje hervir a fuego lento durante 20minutos.

Retire la olla del fuego y mezcle la sopa usando una licuadora de inmersión hasta que esté suave.

Servir con un poco de pimiento rojo porencima.

Absolutamente asombroso -¡disfrútalo!

Queso a la parrilla con un toque de ternera

Agregar carne al queso asado clásico lo convierte de un bocadillo a una comida y en un almuerzo increíblemente satisfactorio para disfrutar en cualquier momento. Agregue un toque de pimienta de cayena si le gusta un poco de calor o simplemente disfrútelo como está.

Tiempo de preparación: 10 minutos

Tiempo de cocción: 20 minutos

Calorías: [**137**]

Ingredientes:

1 rebanada de pan multigrano ligero   45 cal.

40 g de carne de vacuno magra picada 56

o molida (máximo 5% de grasa)	cal.
1 cucharada de queso mozzarella rallado	21 cal.
½ cucharada de cebolla - finamente picada	2 cal.
1 cucharada de puré de tomate	13 cal.
Pimienta de cayena (opcional)	0 cal.

Método:

Ponga el pan en la tostadora y cubra una bandeja de horno con papel dealuminio.

Caliente el horno a la parrilla o a laparrilla.

Caliente una sartén antiadherente a fuego medio-alto y sofría las cebollas y la carne hasta que estén biendoradas.

Añadir el puré de tomate y remover bien para distribuirlo por toda lacarne.

Coloque el trozo de pan tostado en la bandeja del horno y extienda la carne en una capa uniforme porencima.

Espolvoree la mozzarella rallada por encima y añada la pimienta de cayena si la está usando.

Colóquelo debajo de la parrilla hasta que el queso esté burbujeante ydorado.
Deje enfriar un poco antes deservir.

Este es un increíblemente fácil, pero sabroso almuerzo bajo en calorías que le hará soñar con la playa con sus prominentes sabores isleños. La carne es suculenta y cocida a la perfección, luego envuelta en una hoja de lechuga romana crujiente para obtener un fuerte contraste de textura. ¡Una verdadera joya gustativa!

Tiempo de preparación: 15 minutos

Tiempo de cocción: 10 minutos

 Calorías: [**143**]

Ingredientes:

60 g de pollo molido o picado	114 cal.
125 ml de agua	0 cal.

¼ cebolla (28g) - finamente picada	12 cal.
1 cucharada de jugo de limón	4 cal.
½ cucharada de salsa de pescado	3 cal.
½ cucharada de cilantro recién picado	0 cal.
2 hojas grandes Lechuga romana	10 cal.

Método:

Lave y seque la lechuga romana y coloque las hojas en el plato deservir.

Cocine el pollo y la cebolla en el agua hasta que el pollo ya no esté rosado, rompiendo los grumos que se forman a medida que secocina.

Cuando el pollo esté listo, escurra el exceso de agua y agregue el jugo de limón, la salsa de pescado y el cilantro reciénpicado.

Ponga la mitad de la mezcla de pollo en cada hoja de lechuga, envuélvala ydevore.

Tan sabroso -¡disfrútalo!

Ensalada de Sandía de Menta con Feta y Aceitunas

Ensalada de Sandía de Menta con Feta y Aceitunas

Esta ensalada de sandía de menta con aceitunas es muy sencilla, pero también tiene un sabor explosivo. Sutiles toques de limón y menta complementan perfectamente la sandía sin sobrecargar el plato. Servido con un poco de queso feta, será difícil encontrar una creación más sabrosa y baja en calorías.

Tiempo de preparación: 15 minutos
Tiempo de cocción: 0 minutes
Calorías: [159]

Ingredientes:

228 g de sandía en cubos   68 cal.

22 g de queso feta escurrido y   58

desmenuzado	cal. 15
3 aceitunas en rodajas	cal.
1 cucharada de cebolla roja picada	4 cal.
1 cucharadita de jugo de limón	1 cal.
16 g de hojas de menta (o aproximadamente 1/4 de taza sin envasar)	7 cal.
1 cucharadita de pimienta (opcional)	6 cal.
una pizca de sal (opcional)	0 cal.

Método:

Mezclar la sandía y el zumo de limón en unbol.

Añada el queso feta y mezcle muy suavemente el queso feta hasta que cubra ligeramente la sandía.

Añadir las cebollas y las aceitunas cortadas en rodajas en elrecipiente.

Picar muy, muy finamente las hojas de menta y tirarlas en elbol.

Añade la pimienta y un poco de sal siquieres.
Servirinmediatamente.
¡Paramorirse!

¡Simple, elegante e inusual! Una ensalada de brócoli crudo mezclado con aderezo de limón, sésamo y jengibre eleva este plato a alturas extraordinarias y complementa a la perfección el delicioso y único sabor del pescado.

Tiempo de preparación: 10 minutos

Tiempo de cocción: 20 minutos

 Calorías: [**148**]

Ingredientes:

85 g de filete de fletán	94 cal.
40 g de brócoli - cortado en pequeños ramilletes	14 cal.
1 cucharada de cebolla roja picada finamente	4 cal.

1 cucharada de cebollín picado	5 cal.
1 cucharada de jugo de limón	4 cal.
½ cucharadita de jengibre rallado	3 cal.
¼ cucharadita de semillas de sésamo	4 cal.
1 cucharada de crema agria sin grasa	9 cal.
½ cucharadas de queso parmesano rallado	10 ca
Una pizca de ajo en polvo	1 cal.
Una pizca de sal y pimienta	0 cal.

Método:

Precalentar el horno a 190°C. Sazonar el pescado descongelado con un poco de sal y pimienta.

En un recipiente pequeño, mezcle la crema agria, el queso parmesano y el ajo enpolvo.

Esparza la mezcla sobre el pescado y colóquelo en el horno durante unos 20 minutos o hasta que el pescado estéfirme.

Mientras se cocina el pescado preparela ensalada. Coloque el brócoli y las cebollas rojas en un tazón ymezcle.

Mezcle el jugo de limón, el jengibre y las semillas de ajonjolí y vierta la mezcla sobre el brócoli, revolviendo para cubrir bien losramilletes.

¡Cubra el pescado con elcebollín, sirva con la ensalada de brócoli y disfrute!

CENAde 100 Calorías

Este pescado se cuece al vapor a la perfección dentro de un envoltorio de papel aluminio. Fabulosamente sabrosa y extremadamente simple de preparar, esta cena de pescado llenará tu barriga y deleitará tu paladar - ¡sólo asegúrate de tener un gran vaso de agua a mano!

Tiempo de preparación: 10 minutos

Tiempo de cocción: 15 minutos

Calorías: [**139**]

Ingredientes:

100 g de filete de eglefino
25 g de Pak Choi en rodajas finas
1 cebolla tierna (15g) – picada
5g de chile rojo - sin semillas y cortado en rodajas finas

2 g de jengibre rallado   7 cal
1 cucharada de jugo de limón   4 cal
1 cucharada de agua   0 cal
½ cucharada de salsa de soja   4 cal
¼ cucharadita de aceite de sésamo   10 ca

Método:

Coloque el pescado en el centro de un trozo de papel de aluminio pesado y cubra con el Pak Choi, las cebollas, el jengibre y el chilerojo.

Mezclar el resto de los ingredientes en un bol y verter sobre elpescado.

Tire hacia arriba de los bordes de la lámina y póngalos juntos para sellar el paquete, asegurándose de que no haya huecos para que el vapor seescape.

Colocar el paquete de papel de aluminio en una bandeja de horno y hornear a 180o C durante 15minutos.

Cuando el pescado esté listo, abra el envoltorio con mucho cuidado, ya que el vapor está increíblemente caliente y lequemará.

¡Servir inmediatamente y disfrutar!

Estofado de berenjena baby

Estofado de berenjena baby

Los fuertes sabores de Oriente Medio son la firma de este guiso picante y abundante. Esta comida de olla es súper saludable, alta en fibra y baja en calorías. ¡Una comida imprescindible!

Tiempo de preparación: 10 minutos
Tiempo de cocción: 45 minutos
Calories: [148]

Ingredientes:

300 g de berenjenas baby tiernas enteras con el tallo intacto	73 cal.
100 g de tomates picados	18 cal.
½ cebolla roja (56g) – picada	24 cal.
1 diente de ajo picado	4 cal.
1 pimiento serrano o jalapeño - sin semillas y cortado en rodajas finas	4 cal.

1 cucharadita de menta recién picada	1 cal.
½ cucharadita de semillas de cilantro	0 cal.
½ cucharadita de semillas de comino	4 cal.
½ cucharadita de aceite de oliva	20 cal.

Método:

Calentar el aceite de oliva en una olla a fuego medio, añadir las cebollas y el ajo y cocinar hasta que empiecen a dorarse, luego añadir las semillas de comino, el chile y las semillas de cilantro.

Cuando las semillas estén fragantes, coloque las berenjenas en la olla y cúbralas con la mezcla decebolla.

Agregue los tomates y revuelva hasta que semezclen.

Tapar la olla y cocinar durante unos 40 minutos o hasta que las berenjenas esténtiernas.

Justo antes de servir, agregue la menta reciénpicada.

¡Disfruta de este buen guiso mientras está caliente!

Salmón y espárragos al horno

Este delicioso y sencillo plato es una cena abundante y apetitosa para disfrutar en cualquier momento. El limón no sólo mantiene el pescado suculento y proporciona una increíble "toque" al sabor final, sino que también pone a su cuerpo en modo de desintoxicación con sus increíbles propiedades para eliminar la grasa.

Tiempo de preparación: 10 minutos
Tiempo de cocción: 30 minutos
 Calorías: [142]

Ingredientes:

85 g de filete de salmón real (chinook)	100 cal.
75 g de espárragos - puntas recortadas	15 cal.

1 limón (58g) - en rodajas finas	17 cal.
½ cucharada de eneldo recién picado	4 cal.
1 cucharadita de pimienta negra molida	6 cal.
Sal al gusto	0 cal.

Método:

Coloque los espárragos en una sola capa en el fondo de un molde para hornear poco profunda.

Sazonar el salmón con sal y pimienta, colocar el filete de salmón encima de los espárragos y cubrirlo con las rodajas delimón.

Cubrir bien el molde de hornear con papel de aluminio y meterla en el horno a 180o C durante 30minutos.

Servir con el eneldo recién picado y espolvoreadoencima.

¡Degustar!

¿Un sabroso pollo al curry con menos de 150 calorías? ¿Quién hubiera pensado que eso era posible? Bueno, aquí está señores y con sólo 4 ingredientes, más fácil de hacerno puede ser. Simple y totalmente delicioso, ¡ahora es una receta de primera en mis libros!

Tiempo de preparación: Menos de 5 minutos

Tiempo de cocción: 30 minutos

Calorías: [**140**]

Ingredientes:

50g de pechuga de pollo cortada en cubos   82 cal.

60 ml de leche - 2% de grasa o menos	31 cal.
1 cucharadita de pasta de curry rojo	20 cal.
1 cucharadita de cilantro finamente picado	0 cal.
Aerosol antiadherente para cocinar (1 segundo)	7 cal.

Método:

Rocíe una cacerola con un poco de aceite antiadherente y dore suavemente los trozos de pollo a fuegomedio.

Mientras el pollo se cocina, bata la pasta de curry en laleche.

Vierta la leche al curry sobre los trozos de pollo y deje hervir a fuego lento de 15 a 20 minutos.

Servir con un poco de cilantro picado comoguarnición.

¡Delicioso!

Sabrosos camarones asados a la parrilla y combinados a la perfección con una marinada de chipotle. La combinación del chipotle ardiente compensa la acidez de la lima y crea una sensación de sabor inigualable.

Tiempo de preparación: 10 minutos

Tiempo de cocción: 5 minutos

 Calorías: [**125**]

Ingredientes:

12 camarones medianos (83g)	84 cal.
1 chile chipotle pequeño (de una lata de chiles en adobo) - picado	10 cal.
1 cucharadita de salsa de adobo (de una lata de chiles en adobo)	3 cal.

1 lima (67g), jugo y cáscara	20 cal.
1 diente de ajo, picado	5 cal.
½ cucharadita de comino	3 cal.
Sal al gusto	0 cal.
Una pizca de pimienta	0 cal.

Método:

Mezcle todos los ingredientes (menos los camarones) en untazón.

Marinar los camarones en la mezcla durante al menos 20 minutos.

Cocine los camarones a la parrilla a fuego medio-alto por unos 2 minutos por cadalado.

¡Comience acomer!

Tortilla de Pollo y Vegetales Crudos

Esta es una cena increíblemente saludable y completa. Lleno de verduras crudas que están garantizandoel aporte de vitaminas y antioxidantes y la adición de pollo significa que usted recibe una porción de proteínas también. Fácil y rápido de preparar con un sabor fantástico - ¡No puedes equivocarte con esta!

Tiempo de preparación: 15 minutos
Tiempo de cocción: 0 minutos
 Calorías: [141]

Ingredientes:

1 tortilla de harina (24g)   52 cal.

25g de pollo deshuesado y sin piel - cocido y cortado en rodajas (esta es una gran receta para usar las sobras)	30 cal.
40 g de lechuga romana en tiras	6 cal.
20 g de zanahorias en juliana	8 cal.
20 g de pepino en juliana	3 cal.
20g de apio - en juliana	3 cal.
20 g de brote de soja	6 cal.
	10 cal.
2 cebolletas (30g) – picadas	cal.
	23 cal.
1 cucharada de hummus	cal.
1 cucharada de cilantro recién picado	0 cal.

Método:

Coloque la tortilla en un plato y extienda el hummus sobre ella en una capauniforme.

Mezcle el resto de los ingredientes en un bol y colóquelos en el centro de latortilla.

Envuelva la tortilla alrededor de losingredientes.
¡Comer Comer Comer Comer!

Vieiras y salsa tan simples

¡Los mariscos son deliciosos - hecho! Y cuando es rápido y fácil de preparar, el factor sabor parece ser aún mejor. No hay nada mejor que 4 ingredientes y un tiempo de cocción de 10 minutos, y lo que se ahorra en tiempo parece estar compensado por el sabor - ¡estas vieiras simplemente están repletas desabor!

Tiempo de preparación: 5 minutos
Tiempo de cocción: 10 minutos
 Calorías: [147]

Ingredientes:

105 g de vieiras   117 cal.
1 cucharadita de ajo en   9 cal.

polvo

½ cucharadita de chile en   4 cal.
polvo

1 cucharada de jugo de   4 cal.
limón

21 g de trozos de piña en   11 cal.
cubos

5 g de pimiento jalapeño   2 cal.

Método:

Colocar las vieiras en un recipiente y exprima el zumo delimón.

Espolvoree las especias y mezcle bien paracubrir.

Coloque las vieiras con especias en una bandeja para hornear debajo de la parrilla durante 5 minutos por cadalado.

Mezclar los trozos de piña y el pimiento jalapeño en unbol.

Coloque la salsa sobre lasvieiras.

¡Servir inmediatamente y disfrutar!

*Nota - estos pueden ser una comida independiente, pero si prefieres que algunos vegetales acompañen a las vieiras, simplemente reduce lacantidad de vieiras y sustitúyelas con algunas verduras, ¡pero asegúrate de comprobar tus calorías!

Pasta de Vegetales

La pasta es la debilidad de la dieta de muchas personas, por lo que esta receta satisface esos antojos de carbohidratos con almidón utilizando fideos de calabacín como "pasta". Mezclado con una colorida combinación de crujientes vegetales frescos, este plato es una opción nutritiva y sabrosa para lacena.

Tiempo de preparación: 15 minutos
Tiempo de cocción: 15 minutos
Calorías: [**147**]

Ingredientes:

1 calabacín (180g)   31 cal.
1 pimiento rojo (110g) - cortado en   37 cal.

tiras finas

½ una cebolla (56g) - en rodajas finas   24 cal.

50 gr. de champiñones en rodajas finas 11 cal.

1 diente de ajo picado   4 cal.

1 cucharadita de aceite de oliva   40 cal.

Método:

Use un pelador para cortar el calabacín en tiras finas y luego póngalo a un lado en untazón.

Calentar el aceite de oliva en una sartén antiadherente a fuego medio y sofreír la cebolla y el ajo durante 1minuto.

Añadir el pimiento rojo y cocinar hasta que empiece a ablandarse y luego añadir los champiñones.

Cuando los champiñones estén tiernos, añada la pasta de calabacín y cocine hasta que esté caliente.

El calabacín se cocina muy rápido, por lo que hay que vigilarlo de cerca para que no se vuelvablando.

¡Servir caliente y disfrutar!

¡Esta sopa que calienta el vientre es comida para el alma!Llena de verduras y fideos que promete dejarte feliz y saciado. Con sólo 10 minutos de cocción, esta es la comida perfecta para esos apresurados horarios de almuerzo.

Tiempo de preparación: Menos de 5 minutos

Tiempo de cocción: 10 minutos

Calorías: [**158**]

Ingredientes:

250 ml de caldo vegetal	22 cal.
100 g de tomates picados	18 cal.
50g de verduras mixtas congeladas	33 cal.
25 gr. de espaguetis rotos en trozos cortos	72 cal.
1 cucharadita de orégano	5 cal.

1 cucharadita de queso parmesano 8 cal.
rallado

Método:

Poner el caldo, el orégano y los tomates a hervir en una cacerola y luego agregar los espaguetis.

Cocine por unos 5 minutos y luego agregue las verdurascongeladas.

Cocine durante 5 minutos más hasta que la pasta y las verduras esténblandas.

Transfiera a su plato y cubra con un poco de parmesano rallado antes deservir.

Rápido, fácil y delicioso - ¿qué más se puedepedir?

DESAYUNOde 200 Calorías

Nachos para el Desayuno Ultimate

¿Nachos para desayunar? ¿Por qué no? Un huevo horneado anidado en unas espinacas con queso, tomates y tortillas fritas horneadas - ¿qué es lo que no le gusta? Esta comida vegetariana se convierte fácilmente en un plato carnoso con sólo añadir un poco de tocino.

Tiempo de preparación: 10 minutos
Tiempo de cocción: 20-30 minutos
Calorías: [**239**]

Ingredientes:

5 papas fritas de tortilla al horno (10g) 37 cal.

3 tomates cherry (45g) - cortados a la mitad	9 cal.
1 huevo grande (50g)	72 cal.
57g de espinaca baby	13 cal.
2 cucharaditas de jugo de limón	4 cal.
50 g de queso mozzarella descremado rallado	71 cal.
28g de cebolla picada	12 cal.
Aceite antiadherente en aerosol - 3 segundos	21 cal.
Un toque de sal y pimienta negra	0 cal.

Método:

Rocíe el aceite antiadherente en una sartén pequeña y añada las cebollas y saltee hasta que empiecen aablandarse.

Agregue la espinaca y el jugo de limón y cocine hasta que la espinaca se hayamarchitado.

Mientras las verduras se cocinan, coloque las tortillas en una sartén segura para el horno y cubra con la mitad de la mezcla deespinacas.

Espolvorear sobre el queso rallado y poner encima el resto de la mezcla deespinacas.

Ahora haz un pozo en el centro de la sartén y rompe el huevo en elagujero.

Coloque las mitades de tomate cherry alrededor del borde de la sartén y sazone con sal y pimienta.

Colocar la sartén en el horno y hornear a 180o C durante 15 minutos o hasta que las claras de huevo se hayan cuajado. Si no le gustan las yemas líquidas, hornee por mástiempo.

¡Comiencen a comer! ¡Nom, Nom, Nom,Nom!

Pastel de CalabazaBatido

Lleno de bondad, esta es una forma increíble de empezar el día. La mezcla perfecta de canela, nuez moscada y especias para pastel de calabaza complementa el cremoso puré de calabaza y la granola añade una textura inesperada. Pastel de calabaza en un vaso - ¡consigue el tuyo!

Tiempo de preparación: 10 minutos
Tiempo de cocción: 0 minutos
Calorías: [**191**]

Ingredientes:

125 ml de leche - 2% de grasa o menos   64 c
Puré de calabaza de 125 ml   44 c
4 cucharadas de granola   70 c

½ cucharadita de esencia de vainilla	6 cal.
½ cucharadita de canela	3 cal.
¼ cucharadita de nuez moscada recién rallada	3 cal.
¼ cucharadita de especias para pastel de calabaza	1 cal.
Un puñado de cubitos de hielo	0 cal.

Método:

Coloque todos los ingredientes en el procesador de alimentos y mézclelos hasta obtener laconsistenciadeseada.

Cubra con un poco de canela paraservir.

¡No hay nada más fácil que esto!

*Nota - aunque esto ya es bajo en calorías, usted podría limitar aún más su consumo de calorías usando leche de almendras de vainilla sin endulzar. La leche de almendras sin azúcar y vainilla reducirá la ingesta calórica de este increíble batido en 48 calorías,

¡para un total de 143 calorías!

Cene como la realeza con estas tostadas gourmet. Queso de cabra, nueces y peras, cubierto con un poco de canela y rematado con un chorrito de miel. Dulce y salado, suave y crujiente - una maravillosa contradicción en sabor y textura que se mezcla de manera complementaria para hacer de esta una comida deliciosa y llena.

Tiempo de preparación: 15 minutos
Tiempo de cocción: 0 minutos
Calorías: [**211**]

Ingredientes:

1 rebanada de pan multigrano ligero, 45 cal.

tostado

30 g o 2 cucharadas de queso ricotta	53
½ Pera pequeña (74g) - cortada en rodajas *muy* finas	43
1 cucharada de nueces - picadas en trozos grandes	48
1 cucharadita de miel cruda	21
¼ cucharadita de canela	1 c
Una pizca de sal y pimienta	0 c

Método:

Unte el queso ricotta encima de la tostada, luego agregue las nuecespicadas.

Poner encima las rodajas de pera y espolvorearlas con lacanela.

Terminar con un chorrito demiel.

Absoluta y gloriosa decadencia - ¡disfruta!

*Nota - Usted puede reducir aún más el conteo de calorías usando parte de queso ricotta descremado y ahorrarse 11 calorías, ¡para un total de 200 calorías!

Estos burritos de desayuno están llenos de un relleno de carne y vegetales sabroso pero ligero que no te pesará a primera vista. Condiméntelos con una pizca de pimienta de cayena para una patada extra o simplemente disfrútelos comoestán.

Tiempo de preparación: 10 minutos

Tiempo de cocción: 5 minutos

 Calorías: [**235**]

Ingredientes:

1 tortilla de maíz (aproximadamente 6 pulgadas de diámetro, 24g)	52 cal.
45g de jamón en cubitos	73 cal.
50 g de champiñones en rodajas	11

	cal.
50 g de cebolla picada en dados	21 cal.
50 g de pimiento rojo en rodajas finas	16 cal.
50 g de pimiento verde en rodajas finas	10 cal.
1 cucharada de queso cheddar rallado	28 cal.
Aceite antiadherente en aerosol - 3 segundos	21 cal.
2 cucharaditas de salsa	3 cal.

Método:

Rocíe el aceite antiadherente en una sartén pequeña y añada todos los ingredientespicados.

Cocine, revolviendo frecuentemente durante unos 5 minutos y luego retire delfuego.

Caliente la tortilla en el microondas durante unos 20segundos.

Cargue la tortilla con la mezcla de jamón y vegetales, cubra con el queso rallado y la

salsa y sirvainmediatamente.
¡Totalmente másfuerte!

Panecillo de melocotón inflado

¡Este plato es nada menos que una delicia estética! Llévelo directamente del horno a la mesa y colóquelo el delicioso panecillo dorado con dulces melocotones. Una delicia sabrosa para disfrutar cualquier día de lasemana.

Tiempo de preparación: 10 minutos
 Tiempo de cocción: 25 minutes
 Calorías: [**212**]

Ingredientes:

1 melocotón firme y maduro (130 g), deshuesad
cortado en dados
1 clara de huevo
2 cucharadas de harina
2 cucharadas de leche - 2% de grasa (o menos)
1 cucharada de azúcar morena

1 cucharadita de jugo de limón

1 cucharadita de canela

1 cucharadita de nuez moscada

Aceite antiadherente en aerosol - 3 segundos

Método:

Coloque los melocotones picados en un recipiente para microondas y cocine sin tapar en el microondas a alta potencia hasta que el melocotón esté tierno (3-5 minutos). Mezclarlas con el azúcar y el jugo de limón yreservar.

Batir la clara de huevo en un bol grande hasta que esté ligera y esponjosa, luego agregar laharina y laleche.

Siga batiendo hasta obtener una masa suave y luego agregue la mitad de la canela y revuelva bien paramezclar.

Caliente una sartén a fuego medio-bajo y rocíe con su aerosol antiadherente para cocinar (durante 3 segundos). Agregue la masa y cocine el panecillopor 2-3 minutos de cada lado o hasta que empiecen a formarse burbujas y esté inflado ydorado.

Retire de la sartén, cubra con los melocotones picados y espolvoree sobre la canela y nuez moscadarestante.

Servirinmediatamente.

¡Prepárense para el desayuno más asombroso y único de todos los tiempos!Esta toma un poco más de tiempo para prepararse, ¡pero cada minuto vale la pena! ¡La única desventaja es que usted va a querer más!

Tiempo de preparación: 30 minutos + 45 minutos de enfriamiento
Tiempo de cocción: 15 minutos
Calorías: [**252**]

Ingredientes:

1 huevo mediano (aproximadamente 44g)	70 cal.
40 ml de leche de almendras sin	5 cal.

azúcar y vainilla

30 g de frambuesas frescas	16 cal.
30 g de requesón bajo en grasa	27 cal.
30 g de queso crema bajo en grasa	29 cal.
2 cucharadas de harina	57 cal.
1 cucharadita de mantequilla derretida	34 cal.
Aceite antiadherente en aerosol - 2 segundos	14 cal.

Método:

Mezclar la leche, los huevos, la harina y la mantequilla en una masa suave, cúbrela y colocar en la nevera durante 45 minutos para que seenfríe.

Cuando se acabe el tiempo, rocíe una sartén antiadherente (1 segundo) con un poco de espray de cocina y caliéntela a fuegomedio.

Revuelva la mezcla refrigerada y luego coloque 2 cucharadas de la mezcla en el centro de la sarténcaliente.

Incline la sartén para hacer girar la masa de modo que se forme una crepedelgada.

Cuando el fondo esté ligeramente dorado, voltéelo y cocine el otro lado, luego colóquelo en una rejilla para que seenfríe.

Repita con el resto de lamasa.

Dejar enfriar las crepes durante unos minutos mientras se hace elrelleno.

Simplemente mezcle el requesón y el queso crema hasta que esténsuaves.

Ahora coloque sus crepes y divida la mezcla de queso entre ellos, extendiéndola en una capauniforme.

Doblar los lados opuestos de la crepe para que se junten, formando un haz alrededor del relleno.

Coloque los envoltorios con la costura hacia abajo en una bandeja de hornear que haya sido ligeramente rociada con rocío de cocina (1segundo).

Hornee durante unos 10 minutos en el horno a 180o C, o hasta que estén dorados yel relleno esté biencaliente.

¡Sirva cubierto con frambuesas frescas para un increíble desayuno!

*Recuerde - Son 7 calorías por cada segundo adicional que rocíe el aceite antiadherente en aerosol, así que tenga cuidado y rocíe sólo lo que necesite.

Parfait de kiwi y fresa

Parfatde Kiwi y Fresa

Capas de fruta jugosa, crujientes hojuelas de maíz y yogur suave y cremoso, esto no sólo es una delicia para sus papilas gustativas, sino que también se ve increíble - ¡casi demasiado bueno para comer! Este es un desayuno que ahorra mucho tiempo, tomando menos de 10 minutos para prepararlo (¡y menos aún para comer,apuesto)!

Tiempo de preparación: Menos de 10minutos
Tiempo de cocción: 0 minutos
 Calorías: [**231**]

240 g de yogur estilo griego bajo en 141 cal.
grasa

1 kiwi (74g) - en rodajas   46 cal.

4 fresas (48g) - rebanadas   15 cal.

8g de copos de maíz   29 cal.

Método:

Simplemente coloque los ingredientes en un vaso de fantasía en el siguiente orden: yogur, fresas, yogur, kiwi, copos de maíz, yogur, copos de maíz, fresas ykiwi.

Cómetelo, estádelicioso.

La quinua es uno de esos súper alimentos asombrosos que se pueden comer a cualquier hora del día. Esta avena toma su avena clásica y la combina con unas deliciosas manzanas frescas y quinua roja para obtener algo único y sabroso.

Tiempo de preparación: 5 minutos

Tiempo de cocción: 40 minutos

Calorías: [**221**]

Ingredientes:

1/2 manzana (91g) sin semillas, pelada y cortada   4!
en rodajas

40 g de quinua roja   7(

300 ml de agua   0

118 ml de leche de almendras sin azúcar y vainilla 1!

20 g de avena enrollada

1 cucharadita de canela

Método:

Poner el agua, la quinua y las manzanas en una cacerola y cocinar suavemente a fuego medio durante 30minutos.

Añadir la leche y la avena y cocinar durante 10 minutos o hasta que la avena estéblanda.

Asegúrese de revolverlapapillade avena mientras se están cocinando para que no se peguen a lacacerola.

¡Servir caliente!

¡Alimento para el alma que calienta el vientre!

ALMUERZO de 200 calorías

Ensalada de maíz y aguacate a la parrilla

Ensalada de maíz y aguacate a la parrilla

Una mazorca de maíz, asada a la perfección, mezclada con rebanadas de aguacate, tomates, jugo de limón y chile - no se puede equivocar con esto como un almuerzo saludable. Para aumentar el metabolismo, agregue una pizca de pimienta de cayena para aumentar el calor.

Tiempo de preparación: 15 minutos
Tiempo de cocción: 20 minutos
Calorías: [**255**]

Ingredientes:

1 mazorca de maíz amarillo grande (118g)	127 cal.
41 g de aguacate picado	84 cal.
½ chile rojo (23g) - picado	9 cal.

4 tomates cherry (68g) - cortados a la mitad	12 cal.
2 cucharaditas de jugo de limón	2 cal.
2 cucharadas de cilantro recién picado	0 cal.
½ cucharadita de aceite de oliva	20 cal.
¼ cucharadita de pimienta de cayena	1 cal.

Método:

Caliente la parrilla a fuego medio-alto y ase el maíz a la parrilla, volteando con frecuencia. Esto debería tomar de 15 a 20minutos.

Mientras se cocina, mezcle el jugo de limón, el cilantro y el aceite deoliva.

Cuando el maíz esté cocido, corte cuidadosamente los granos de la mazorca y colóquelos en untazón.

Cubra con el aguacate picado, los tomates cherry y el chile rojo y vierta sobre el aderezo de lima.

Terminar con una pizca de pimienta decayena.

¡Comiencen acomer!

*Nota - Si desea que este sea un almuerzo aún más completo, entonces agregue algunos frijoles rojos. Pero tenga cuidado, los frijoles son 14 calorías por cada cucharada.

Tilapia con salsa de jalapeño y coco

Este pescado tierno y escamoso se derrite literalmente en la boca. Sazonada a la perfección y servida con un condimento exótico, esta comida proporciona una magnífica sensación de sabor que no se puede perder.

Tiempo de preparación: 10 minutos
Tiempo de cocción: 15 minutos
Calorías: [**216**]

Ingredientes:

90 g de filete de tilapia   115
¼ cucharadita de ajo picado   1 ca
2 cucharaditas de condimento italiano   0 ca
Sal al gusto   0 ca
½ taza de pepino cortado en cubos (65g) - 8 ca pelado

21g de coco desecado	74 cal.
18g o 5 cucharadas de cebollín fresco picado	5 cal.
1 cucharada de menta - finamente picada	3 cal.
1 cucharada de cilantro fresco picado	0 cal.
1 pimiento jalapeño (14g) - picado	4 cal.
1 cucharada de jugo de limón	4 cal.
¼ cucharadita de comino molido	2 cal.

Método:

Precalentar el horno a 220o C y colocar la tilapia en una sartén. Espolvoree sobre el ajo, el condimento italiano y lasal.

Hornee el pescado durante 15 minutos o hasta que se desmenuce fácilmente con untenedor.

Para hacer el condimento, combine el resto de los ingredientes en un tazón ymezcle.

Sirva con el delicioso condimento exótico. ¡Quédelicioso!

Un toque picante en el pollo clásico y el brócoli salteado. Agregar un poco de mostaza Dijon y un chorrito de salsa de soya realmente anima un plato que de otra manera sería insípido y hace de este un almuerzo extraordinario para disfrutar todos los días.

Tiempo de preparación: 10 minutos

Tiempo de cocción: 30 minutos

Calorías: [**248**]

Ingredientes:

100 g de pechugas de pollo en rodajas	190 cal.
75 g de brócoli cortado en ramilletes	26 cal.
60 ml de caldo de pollo	2 cal.

2 cucharaditas de mostaza Dijon 7 cal.

1 cucharadita de salsa de soja   3 cal.

½ cucharadita de aceite de oliva 20 cal.

Método:

Calentar el aceite de oliva en una sartén antiadherente a fuego medio-alto y cocinar el brócoli hasta que esté tierno ycrujiente.

Retirar de la sartén y reservar para mástarde.

Añadir los trozos de pollo a la sartén y saltear hasta que empiecen adorarse.

Mezcle la salsa de soja y el caldo de pollo y añádalo al pollo en lasartén.

Poner a hervir y luego reducir el fuego e incorporar lamostaza.

Vuelva a colocar el brócoli en la sartén y caliente suavemente antes deservir.

Servir y disfrutar.YUMMY!

Rollitos de primavera tropical con miel de vainilla

¡Esta delicia afrutada hará que sus papilas gustativas canten! Brillantes, coloridas y jugosas frutas tropicales envueltas con amor en papel de arroz ligero y bañadas en una salsa de vainilla para mojar -

¡no hay nada mejor que eso!

Tiempo de preparación: 20 minutos

Tiempo de cocción: 0 minutes

Calorías: [**259**]

Ingredientes:

2 envolturas de papel de arroz (aproximadamente 6-3/8" de diámetro)	40 cal.
50 g de fresas en rodajas	16 cal.

50 g de kiwi picado	31 cal.
50 g de plátano picado	45 cal.
50 g de mango en juliana	35 cal.
1 cucharada de menta recién cortada	3 cal.
28 g de miel	85 calorías
¼ cucharadita de esencia de vainilla	3 cal.
1 cucharadita de cáscara de limón	1 cal.

Método:

*Nota - el papel de arroz puede ser difícil de trabajar. Me resultó más fácil envolver la fruta dos veces, así que sólo conseguí un rollo de primavera de los ingredientes, pero si puedes usar una sola envoltura, tendrás dos rollos.

Llenar un bol con agua tibia y sumergir rápidamente el papel de arroz en él, retirarlo y secarlo con una toalla depapel. Añada el segundo papel directamente encima delprimero.

Poner la fruta encima del papel de arroz en el centro y espolvorear la menta picadaencima.

Ahora dobla con cuidado el fondo del papel de arroz y mét
elo debajo de la fruta, dobla los lados y luego enróllalo hasta elfinal.

La envoltura se sellará sola ya que aún estará húmeda delagua.

Para hacer la salsa, combine la cáscara de limón, la vainilla y la miel en untazón.

¡Mojar el rollito de primavera relleno de fruta en la salsa y devorar!

¡Muy adictivo!

Sopa fría de pepino y rábano

El pepino es una verdura humilde y sin pretensiones, pero es el protagonista de esta maravillosa receta, con su delicado y fresco sabor como protagonista. Cuando se sirve fría, esta sopa no sólo es ligera, sino completamente refrescante - el almuerzo perfecto para el día de verano. Esta receta es mejor si la hace con anticipación para que se enfríe.

Tiempo de preparación: 20 minutos
Tiempo de cocción: 0 minutos
Calorías: [**224**]

Ingredientes:

500 g de pepino sin semillas, pelado y cortado en trozos	77 ca
1 rábano grande (9g) - en rodajas finas o picado	1 cal
130 g de yogur griego descremado	75 ca
1 cucharada de jalapeño picado y sin tallo	2 cal
1 cucharada de cebolla roja, picada en trozos grandes	4 cal
agua (opcional)	0 cal
½ cucharada de aceite de oliva	60 ca
½ cucharada de jugo de limón (opcional)	2 cal
½ diente de ajo (1,5 g) - picado	3 cal
Una pizca de sal y pimienta	0 cal

Método:

Coloque todos los ingredientes, excepto el rábano, en el procesador de alimentos y bata hasta que estén muy suaves. Si lo prefieres, agrega un poco de agua poco a poco hasta que consigas la consistencia deseada (aunque normalmente no lohago).

Transfiera a un recipiente limpio y coloque en la nevera durante al menos 2 horas para enfriar, pero preferiblemente durante lanoche.

Coloque la sopa en el congelador durante 30 minutos antes deservirla.

Cubra con el rábano cortado en rodajas o entrozos.

¡Servir frío y disfrutar!

¡Increíble!

Envolturas de papaya dulce y picante de camarón

¡Estas envolturas son simplemente para morirse! Los deliciosos camarones emparejados con papaya y jalapeños le dan un toque especial a la receta. Rápido, fácil y sabroso —la comodidad en su máxima expresión. Esta receta mantiene las calorías bajo control envolviendo los camarones en hojas de lechuga romana, en lugar de tortillas, ¡pero el resultado final sigue siendo bueno para chuparse los dedos!

Tiempo de preparación: 10 minutos
Tiempo de cocción: 0 minutos
Calorías: [**220**]

Ingredientes:

160 g de camarones pelados, desvenados y cortados
tamaño de un bocado
75 g de papaya pelada y cortada en cubos
2 hojas grandes de lechuga romana
2 cucharadas de jugo de limón
2 cucharadas de cilantro fresco - finamente picado
2 cucharadas de cebolletas picadas
2 cucharaditas de pimiento jalapeño finamente picad
1 cucharadita de vinagre balsámico
¼ cucharadita de ajo picado
¼ cucharadita de azúcar morena (opcional)

Método:

Cocine los camarones hirviéndolos o
asándolos a la parrilla (dependiendo de su
preferencia).
Mezcle los camarones y la papaya en
untazón.
Lavar y secar la lechuga y reservar para
mástarde.

Mezclar el resto de los ingredientes en un bol aparte y verter la mezcla sobre la papaya y los camarones.

Mezcle los ingredientes suavemente y asegúrese de que estén biencubiertos.

Divida la mezcla entre las hojas de lechuga, enróllela yarrójela.

Salmón al horno con tomate y champiñones

Esta comida de un plato es rápida de preparar y tiene un toque de sabor. Tíralo todo en un molde para hornear, ponlo en el horno y olvídate de él - ¡ahora es mi tipo de comida!

Tiempo de preparación: 10 minutos

Tiempo de cocción: 30 minutos

Calorías: [**247**]

Ingredientes:

150 gr. de filete de salmón	198 cal.
30g de hojas de espinaca baby	7 cal.
1 cucharada de jugo de limón	4 cal.
50 g de champiñones en rodajas	11 cal.
50 g de tomate en cubos	9 cal.
½ cucharadita de pimienta negra	3 cal.

¼ cucharadita de ajo picado   1 cal.

Aceite antiadherente en aerosol - 2   14 cal.
segundos

Método:

Rocíe un molde para hornear con un poco de spray de cocina y coloque el salmón con la piel haciaabajo.

Espolvoree el salmón con la pimienta negra parasazonar.

Mezclar el resto de los ingredientes, excepto el zumo de limón, con una cuchara sobre el trozo desalmón.

Exprimir un poco de zumo de limón por encima de todo, luego colocar el molde en el horno y hornear a 180o C durante 30 minutos o hasta que el pescado se desmenuce fácilmente con untenedor.

Acomódese y disfrute -¡excelente!

Salteado de carne en un abrir y cerrar de ojos

¡Cortar el panecillo por la mitad, ver la piscina de yema en el plato y devorar!
¡Ni siquiera te juzgaré si no llegas a la mesa del comedor paracomer!

*Nota - Si tienes restos de papas fritas de col rizada (para las cuales puedes encontrar la receta en mi anterior libro de dietas 5:2), ¡entonces funcionan aún *mejor* con esta receta!

Scones de canela con vainilla para solteras

CONCLUSIÓN

¡Y eso es todo, amigos! ¡Tan fácil como el proverbio!Si está buscando un régimen alimenticio hecho a la medida, hecho a la medida, que encaje a la perfección en su vida, ¡usted acaba de ganar el premio gordo!Estadietateinvitaatomarresponsa bilidadportusalud,pesoyvidaytedalaliber taddeelegir alimentos saludables y sensatos todos los días (mientras te permite esos días tan necesarios de indulgencia). Y la cereza absoluta en la parte superior es que usted no se ve forzado o se espera que aguante el hambre interminable que es característica de la mayoría de las otras dietas reducidas en calorías.Sinopuededisfrutardeloqueestá comiendo,susdíasdedietaestáncontados.

Ladietarápida tienelongevidadypuedeseguirsealargopl azoconfacilidadporquesetratamásbiende crearcambios en el estilo de vida más saludables. Su objetivo principal es desarrollar un equilibrio en su vida y una relación saludable con los alimentos. Entonces, ¿a qué estás esperando? ¡Es hora de cosechar los beneficios de la buena salud y descubrir un adelgazador más liviano!

Parte 2

Prólogo

Los siguientes capítulos te permitirán conocer un nuevo y sorprendente estilo de vida. Al implementar un régimen de ayuno sencillo, podrás acelerar la pérdida de peso y obtener muchos beneficios.

En este libro encontrarás toda la información que necesitas saber sobre el ayuno intermitente. También encontrarás programas de comidas que te ayudarán a poner en práctica un régimen de ayuno en tu vida.

En este libro no se abordará sólo un ciclo de ayuno intermitente, sino varios. Encontrarás un régimen de ayuno en cada uno de los ciclos. De esta manera podrás probar todos los ciclos de ayuno y ver cuál funciona mejor para ti.

Lo mejor del ayuno intermitente es que no requiere ningún cálculo ni de matemáticas complicadas. Puedes además mantener un programa de ejercicios regular, lo que añadirá más beneficios para tu salud. Sentirse hambriento es lo que más le preocupa a la gente, pero tu organismo se adaptará, y no tendrás que preocuparte por los retortijones de hambre mucho tiempo.

Comencemos con tu nuevo estilo de vida saludable y profundicemos en la información por la que viniste.

En el mercado hay muchos libros sobre este tema, ¡gracias de nuevo por elegir éste! Se ha hecho todo lo posible para garantizar que este libro contenga la mayor cantidad de información útil posible. ¡Por favor, disfrútalo!

Ayuno intermitente.

El ayuno intermitente se ha convertido en una de las tendencias de fitness y salud más populares en todo el mundo. La gente utiliza este método de alimentación para adelgazar, simplificar su estilo de vida y mejorar su salud. Incluso hay estudios que demuestran que puede afectar poderosamente al cerebro y al cuerpo, y que podría ayudarte a vivir más tiempo.

Ayuno intermitente, o AI, es un término utilizado para referirse a un régimen especial de alimentación que va a oscilar entre el ayuno y los períodos de alimentación. No establece ninguna de las comidas que puedes comer, sino sobre cuándo puedes comer.

Debido a esto, no se trata de una "dieta" en el sentido clásico. Es mejor describirlo como un "patrón de alimentación". Algunos de los métodos más comunes de AI implican un ayuno diario de 16 horas, o un ayuno de 24 horas dos veces a la semana. La raza humana ha ayunado durante toda su evolución. Esto se hacía a veces porque no había comida disponible, por lo que el ayuno ha sido una parte importante de las religiones, como el budismo, el islam y el cristianismo.

Si lo piensas bien, permitir que tu cuerpo ayune de vez en cuando es un tanto más natural que comer de tres a cuatro o más comidas todos los días. Las personas, en su mayor parte, ayunan todos los días mientras duermen. Esto significa que el ayuno intermitente es tan sencillo como prolongar ese ayuno durante unas horas más.

Esto puede lograrse no desayunando, comiendo por primera vez al mediodía y luego comiendo por última vez a las ocho. Así ayunarás durante 16 horas y restringirás el tiempo que comes a una ventana de ocho horas. Este es el ayuno más conocido, comúnmente llamado como el método 16/8.

A pesar de lo que puedas estar pensando en este momento, el ayuno intermitente es bastante fácil de realizar. La mayoría de las personas han declarado que se sienten mejor y tienen mucha más energía mientras ayunan. El hambre tiende a no ser un gran problema, aunque a veces puede ser una molestia al principio, cuando el organismo se está acostumbrando a pasar mucho tiempo sin comer.

No puedes consumir ningún alimento durante tus períodos de ayuno, pero se te permite beber café, agua y cualquier otra bebida que no tenga calorías. Algunos tipos de ayuno intermitente te permitirán consumir pequeñas cantidades de comidas bajas en calorías durante tus períodos de ayuno. Incluso puedes tomar suplementos durante las ventanas de ayuno, siempre y cuando no contengan calorías.

Cómo funciona el cuerpo durante el ayuno.

Al comer, tu cuerpo tarda unas horas en procesar los alimentos, quemando lo que puede de lo que acabas de comer. Debido a que esta energía es fácil de quemar y está disponible el cuerpo va a elegir usar esta energía en lugar de utilizar la grasa que ha almacenado. Esto se aplica especialmente si has comido azúcar o carbohidratos, ya que el cuerpo prefiere quemar el azúcar para obtener energía antes que cualquier otra cosa.

Durante el ayuno, en aquel momento donde no estás consumiendo nada y el cuerpo no está digiriendo alimentos, el organismo no tiene ningún alimento recién ingerido para utilizarlo como fuente de energía. Durante este tiempo, probablemente utilice la grasa almacenada porque es la única fuente de energía que tiene disponible.

Esto es lo mismo que ocurre cuando haces ejercicio durante el ayuno. Sin una fuente de glucógeno ni de glucosa para usar, las cuales se han agotado en el transcurso de tu ayuno, y no han sido reabastecidas con comida antes de tu entrenamiento, el cuerpo se ve forzado a adaptarse y a extraer de la única fuente de energía disponible: la grasa almacenada.

El organismo reacciona al consumo de energía produciendo insulina. Cuanto más sensible a la insulina sea el cuerpo, mayor será la probabilidad de que utilice eficientemente los alimentos que ingieres, y el cuerpo es más sensible a la insulina después de un período de ayuno.

Estas alteraciones en la sensibilidad y en la producción de insulina pueden ayudarte a perder peso y a crear músculos.

El glucógeno es un almidón que se almacena en el hígado y los músculos y que el cuerpo puede utilizar como combustible si es necesario, se agota mientras duermes, y se agota aún más cuando entrenas, lo que produce un aumento de la sensibilidad a la insulina. Esto significa que, si comes después de hacer ejercicio, la comida se almacenará de forma más eficiente.

Durante este período, cualquier cosa que consumas se utilizará de varias maneras: se convertirá en glucógeno y luego se almacenará en el músculo o se quemará para obtener energía inmediatamente y ayudar a que se recupere, con cantidades mínimas de comida almacenada en forma de grasa.

Veamos por lo que pasa el cuerpo en un día normal, sin ayunar. Con la sensibilidad a la insulina en niveles regulares, los alimentos y carbohidratos que ingieras verán reservas completas de glucógeno y suficiente glucosa en la sangre, lo que te hará más propenso a almacenar alimentos en forma de grasa.

Y no sólo eso, sino que la hormona del crecimiento aumentará durante los estados de ayuno, tanto durante el sueño como durante los períodos de ayuno. Combina el aumento de la secreción de la hormona de crecimiento: la disminución de la producción de insulina, y estarás básicamente preparando al cuerpo para perder grasa y a generar músculo a través del ayuno intermitente.

Ciclos de ayuno.

El ciclo de ayuno más popular es el ayuno de 16 horas, que incluye el sueño. Este sólo requiere que cambies tu desayuno por una taza de café o cualquier otro líquido no calórico y que consumas el almuerzo como tu primera comida. Así, por ejemplo, el ayuno de las ocho de la noche al mediodía sería de 16 horas.

Existen varios otros métodos de ayuno intermitente, pero el 16:8 es el mejor para empezar. Es efectivo y fácil de hacer, además no requiere de un conteo de calorías.

Con otros programas de ayuno, entre más largo sea el período de ayuno, más difícil será de lograr, pero será más efectivo. A continuación, se presentan otras dos opciones de uso común:

- 24 horas de ayuno, normalmente de cena a cena, una o dos veces por semana. Este es extremadamente efectivo y se puede seguir con bastante facilidad.

- Dieta 5:2. Consume lo que necesites para sentirte satisfecho cinco días a la semana y luego consume una dieta estricta de calorías los otros dos días. Normalmente son 500 calorías para mujeres y 600 para hombres. Esta tiende a ser más difícil porque requiere contar calorías y más planificación, pero algunas personas prefieren este ciclo.

Seguridad en el ayuno.

Hay algunas personas que deben evitar el ayuno intermitente, o al menos tener mucho cuidado. Esta herramienta para bajar de peso definitivamente no es para todos. Si tienes un peso inferior al normal, o si alguna vez has sufrido un trastorno alimenticio, entonces no deberías empezar a usar el ayuno intermitente sin hablar primero con tu médico. Puede ser perjudicial en casos como este.

Existen indicios de que el ayuno

intermitente podría no ayudar a las mujeres en la misma medida que a los hombres. Un estudio encontró que ayudaba a la sensibilidad a la insulina en los hombres, pero que empeoraba el nivel de azúcar en sangre en las mujeres.

No hay ningún estudio en humanos sobre esto. Estudios realizados en ratas han encontrado que el ayuno intermitente hace que las ratas hembras sean infértiles, masculinizadas, demacradas y pierdan ciclos.

Hay algunos informes anecdóticos de que el ciclo menstrual de las mujeres se interrumpió cuando comenzaron el AI, pero volvió a la normalidad cuando dejaron de hacerlo. Debido a esto, es necesario que las mujeres tengan cuidado si deciden comenzar un ayuno intermitente. Relájate, y si terminas experimentando algo como amenorrea, entonces deja de hacerlo. Esto no quiere decir que deberías probar el AI. Ninguno de los estudios se ha realizado en humanos, y cada persona es diferente. Dale una oportunidad al AI, y si tú, tú misma, experimentas una reacción adversa, entonces deja de hacerlo. Sólo escucha a tu cuerpo, él sabe lo que es mejor.

Si tienes problemas con la fertilidad, o si está tratando de concebir, entonces probablemente deberías postergar el ayuno intermitente por ahora. No es una buena idea utilizar el ayuno intermitente si estás amamantando o embarazada.

Otros que deberían tener cuidado con el ayuno intermitente:

- Si eres adicto al azúcar o a la comida el ayuno intermitente sólo aumentará tus antojos e incrementará tus posibilidades de recaída, así que debes tener mucho cuidado.
- Si sufres de insomnio o estás estresado, tienes que encargarte de eso primero o el ayuno podría terminar siendo demasiado agotador para tu cuerpo.
- Si tomas algún medicamento,

especialmente insulina, es posible que debas ajustar las dosis durante el ayuno. Deberías discutir esto con tu médico.

- Las mujeres que amamantan, los niños en crecimiento y las mujeres embarazadas no deben hacer ayunos prolongados porque su necesidad de nutrientes es mayor.

En cuanto a los efectos secundarios, el hambre es el principal. También puedes experimentar debilidad, y puede parecer que tu cerebro no funciona tan bien como antes. Esto será temporal, ya que tu cuerpo tardará un tiempo en adaptarse a tu nuevo horario de comidas. Si padeces alguna afección médica grave, debes hablar con tu médico antes de comenzar el ayuno intermitente. Esto se aplica especialmente si se presenta alguna de las siguientes situaciones:

- Haber sufrido alguna vez de un trastorno alimentico.
- Estar por debajo de tu peso ideal.
- Tomar ciertos medicamentos.
- Tener problemas presión baja en la sangre.
- Tener problemas para regular los niveles de azúcar en la sangre.
- Haber sido diagnosticado con diabetes.

A pesar de todo lo dicho, el ayuno intermitente tiene un perfil de seguridad asombroso. No hay nada "peligroso" en no comer durante unas horas extras al día si estás bien de salud y bien alimentado.

El ayuno intermitente definitivamente no es algo que alguien deba hacer. Es sólo uno de varios cambios en el estilo de vida que pueden ayudar a tu salud. El consumo de alimentos nutritivos, el ejercicio regular y tener un ciclo de sueño saludable son las cosas más importantes en las que debes centrarte.

Si la idea de ayunar no te sienta bien, entonces puedes ignorar todo lo que se ha dicho y seguir adelante. Continúa haciendo lo que está funcionando para ti en este momento. A la postre, no existe una solución nutricional única para todos. La mejor dieta para ti es la que puedes seguir a largo plazo.

El ayuno intermitente es buena opción para algunos, pero no para otros. La única manera de saber a qué lado perteneces es probando. Si te sientes bien mientras ayunas y encuentras que es una manera viable de comer, entonces ésa podría ser una herramienta increíble para mejorar tu salud y perder peso.

Beneficios para la salud.

El ayuno, cuando se practica, puede llevar a varios cambios en el metabolismo del cuerpo. Estas variaciones normalmente comienzan unas horas después de comer, cuando tu cuerpo entra en lo que se conoce como el estado "post-absortivo", en lugar de estar en una digestión continua. Muchas personas consideran el ayuno como parte de la mejora del bienestar espiritual, pero la mayoría lo hacen por razones médicas y de salud.

Las personas que se someten a cirugía u otros tipos de procedimientos médicos que requieran anestesia deben ayunar antes de su tratamiento, pero el ayuno también se utiliza antes de muchos otros exámenes médicos. Estos incluyen un panel de lípidos, la medición de la glucosa en la sangre, o la prueba de colesterol. Esto ayuda a los médicos a obtener un resultado más preciso y a establecer una referencia para utilizarla en futuras pruebas si es necesario. Veamos algunos de los grandes beneficios que el ayuno intermitente puede proporcionar.

Perdida de peso y grasa corporal.

La mayoría de las personas eligen el ayuno intermitente como método para bajar de peso. Cuando realices ayunos intermitentes, sólo tendrás que comer menos. El resultado final sería un menor consumo de calorías, siempre y cuando no se sobrecompense consumiendo más alimentos de los que se deberían consumir durante el tiempo que se come. El ayuno intermitente también mejora las funciones hormonales que ayudan a perder peso. Con el aumento de los niveles de norepinefrina, los niveles más bajos de insulina y los niveles más altos de la hormona del crecimiento mejora la descomposición de la grasa corporal y ayuda a utilizarla como fuente de energía.

Por esta razón, el ayuno a corto plazo mejorará su tasa metabólica entre un 3,6 y un 14 por ciento. Esto significa que el ayuno intermitente funcionará en ambos lados de la ecuación calórica. Mejora la tasa metabólica y reduce la cantidad de alimentos que consumes. En una reseña de 2014, se halló que el ayuno intermitente puede causar una pérdida de peso de tres a ocho por ciento en un período de tres a 24 semanas. También se perdió entre el cuatro y el siete por ciento del perímetro de su cintura.

Reducción de la resistencia a la insulina.

La diabetes tipo 2 se ha vuelto más común en las últimas décadas. Una de las principales características son los altos niveles de azúcar en la sangre. Cualquier cosa que pueda ayudar a reducir la resistencia a la insulina debe reducir los niveles de azúcar en la sangre y ayudará a proteger a las personas contra el desarrollo de la diabetes tipo 2. También se ha descubierto que el ayuno intermitente ofrece varios beneficios importantes para la resistencia a la insulina y que puede llevar a una reducción asombrosa del azúcar en la sangre. Según estudios, se ha descubierto una reducción del azúcar en sangre de entre tres y seis por ciento y una reducción de la insulina de entre 20 y 31 por ciento en las personas.

Vida prolongada.

Uno de los muchos y asombrosos beneficios para la salud que ofrece el ayuno intermitente es que puede prolongar la vida de una persona. De acuerdo con los estudios, se prolongó la vida de ratas a través de la reducción continua de la ingesta de calorías. Algunas investigaciones han revelado efectos dramáticos. Otro estudio reveló que las ratas que han ayunado día por medio viven un 83% más que las ratas que no ayunaron.

Comprender el hambre.

Es importante que aprendas a entender las señales de tu cuerpo, y el ayuno intermitente es la manera perfecta de entender tus ciclos de hambre. Si tu cuerpo no es alimentado, entra en modo de inanición, sufrirás retortijones de hambre que se atribuyen comúnmente a antojos psicológicos. Por lo general, estos deseos emocionales se confunden con el hambre, pero el ayuno dará a las personas la oportunidad de sentir verdaderos dolores de hambre, y posiblemente hasta síntomas de desintoxicación y abstinencia frecuentes en el consumo típico de alimentos procesados. También podrás disfrutar de una mejor apreciación de la comida. Cuando comas después de un período de hambre real, sabrás realmente cómo se supone que se siente comer. Cada bocado sabrá un poco más delicioso que el anterior. Experimentarás placer y satisfacción profunda. Valdrá completamente la pena el hambre que sufras para llegar allí.

Beneficios para la salud del corazón.

La mayor causa de muerte en el mundo son las enfermedades al corazón. Es de conocimiento común que muchos factores de riesgo están conectados al aumento o disminución del riesgo de enfermedad cardíaca. Se ha descubierto que el ayuno intermitente mejora numerosos factores de riesgo, entre los que se incluyen los niveles de azúcar en la sangre, los marcadores inflamatorios, los triglicéridos en sangre, las LDL y colesterol total, y la presión arterial.

6. *Reduce el estrés oxidativo*

Cuando hay un desequilibrio en la producción de oxígeno reactivo y sus defensas antioxidantes, puede causar estrés oxidativo. El estrés oxidativo puede conducir a otras enfermedades graves como el cáncer y las enfermedades crónicas. Los radicales libres pueden reaccionar con moléculas esenciales, incluyendo proteínas y ADN, dañando las moléculas y causando desequilibrio. La reacción de peso que ocurre debido al ayuno intermitente regular lleva a una reacción de estrés oxidativo. Lo que significa que te ayudará a evitar desarrollar condiciones severas que son causadas por el estrés oxidativo. Una mejor capacidad antioxidante es un gran beneficio que se obtiene con el ayuno intermitente, y que la gente no debe pasar por alto si quiere mejorar su bienestar y salud.

Ayuda a prevenir el cáncer.

El ayuno intermitente estimula la producción de la hormona del crecimiento, que es vital para reducir las posibilidades de desarrollar cáncer de cualquier tipo. Cuando comes regularmente, el cuerpo produce más células y esto puede aumentar la velocidad de la producción de células cancerosas. El ayuno, sin embargo, puede ayudar a dar algo de descanso para esta infame producción y disminuir la posibilidad de que nuevas células se vuelvan cancerosas. Algunos estudios han demostrado que cuando el ayuno intermitente se combina con la quimioterapia, ayuda a tu sistema inmunológico a atacar las células del cáncer de piel y de mamas.

Acelera la recuperación y la salud.

Hacer ejercicio durante el ayuno puede ser difícil al principio, pero tiene grandes beneficios cuando combinas los dos, especialmente cuando haces una buena rutina de ejercicios durante la última parte de tu período de ayuno. Algunos estudios han revelado que después de tres semanas de ayuno nocturno regular los ciclistas de resistencia experimentaron una recuperación rápida después del entrenamiento, sin disminuir el rendimiento. Con los estudios de entrenamiento con pesas en ayunas descubrieron que había un aumento en la "respuesta anabólica intramiocelular" del sujeto a su comida después del entrenamiento. Esto demuestra que el período de ayuno elevó algunos indicadores fisiológicos del crecimiento muscular.

Provoca autofagia.

Durante el ayuno, las células del cuerpo comenzarán a realizar un proceso conocido como autofagia. Con el tiempo, las proteínas dañadas o disfuncionales se acumularán en sus células, y este proceso de eliminación de desechos ayudará al cuerpo a filtrar el exceso de material. Este proceso es importante para que el cuerpo se desintoxique y se repare a sí mismo, y algunos investigadores afirman que el aumento de la autofagia provoca un aumento en la protección de varias enfermedades, como el Alzheimer y el cáncer. La autofagia ayudará a las células a superar el estrés causado por causas externas, como la privación de nutrientes importantes, y problemas internos, como infecciones invasoras o patógenos.

Protege contra enfermedades autoinmunes.

Estudios han revelado que el ayuno cada tres días es efectivo para reducir la autoinmunidad y promover la regeneración. Muchos estudios han descubierto que los períodos de ayuno pueden revertir los síntomas de la EM en animales de estudio. El ayuno también puede ayudar a mejorar y prevenir el lupus eritematoso sistémico.

Vive una vida mejor.

El ayuno ha sido parte de la vida humana desde los días de nuestros primeros antepasados. A menudo tenían que ayunar si no había comida disponible debido a su estilo de vida de cazadores-recolectores o a la hambruna. Hoy en día, el ayuno intermitente se ha popularizado porque las investigaciones han revelado que el ayuno tiene muchos beneficios para la salud.

Empieza a quedar claro que los beneficios del ayuno intermitente llegan aún más lejos, con una enorme implicación para la salud cerebral. Estudios han demostrado que el ayuno intermitente mejora la plasticidad sináptica, mejora las pruebas de memoria para los ancianos, conduce al crecimiento neuronal, promueve la recuperación después de una lesión cerebral traumática o un accidente cerebrovascular, disminuye el riesgo de enfermedades neurodegenerativas como el Parkinson y el Alzheimer, y podría mejorar la función cognitiva y la calidad de vida de aquellos que ya han sido diagnosticados con esos tipos de enfermedades. También se ha descubierto que el ayuno intermitente desempeña un papel terapéutico y preventivo en trastornos del estado de ánimo como la depresión y la ansiedad.

El sistema nervioso es vulnerable al envejecimiento, y esto se manifiesta con demasiada frecuencia en trastornos neurodegenerativos. Se ha demostrado que el ayuno intermitente y la restricción calórica pueden prolongar la duración del sistema nervioso de una persona al influir en las vías de señalización celular y metabólica que ayudan a regular la esperanza de vida. El ayuno intermitente ayuda a proteger las neuronas contra los factores ambientales y genéticos a los que podrían someterse durante el envejecimiento.

Para obtener mejores resultados con el ayuno intermitente, es necesario que aumentes el ritmo de trabajo. Para un principiante, probablemente es mejor empezar con un ciclo de tiempo restringido. Esto significaría no comer durante 16 a 18 horas del día, y comer durante las otras ocho a seis horas. Esto puede ser difícil la primera vez que lo haces. Si puedes hacer las 16 horas del primer día, entonces es bueno para ti, pero hay ciertas cosas que puedes experimentar.

- Es posible que se te agoten los nutrientes

Si no se establece un programa de ayuno y se planifican las cosas, se corre el riesgo de deficiencias nutricionales que derivan a una función mental deficiente y fatiga.

- Podrías enfermarte

Si haces ejercicio durante el ayuno, especialmente en sesiones largas e intensas, los niveles de cortisol podrían suprimir temporalmente el sistema inmunológico. Cuanto más tiempo pases sin alimentarte, mayores serán tus posibilidades de desarrollar una infección, hambre extrema, fatiga y dolores de cabeza.

Durante tu primer ayuno, es probable que tu mente esté llena de pensamientos obsesivos sobre la comida en caso de que no seas capaz de mantenerla ocupada en otra cosa. Esto significa que la abstinencia abrupta probablemente no es la mejor manera de proceder. Los expertos sugieren comenzar con sólo un par de días a la semana y luego ir subiendo, mientras que otras personas sugieren aumentar lentamente la cantidad de horas de ayuno de 12 a 14, y así sucesivamente hasta que alcances tu meta. Pero hay quienes sugieren que el ayuno no es para todo el mundo, si te sientes constantemente desdichado, deberías dejar de hacerlo.

Es mejor comenzar con 12 horas, al principio. Esto sería desde las ocho de la noche hasta las ocho de la mañana, la mayor parte de las cuales estarás durmiendo. Luego, lentamente, comienza a extender esas horas durante una semana, y descubrirás que los pensamientos intensos desaparecerán.

Es mejor que establezcas una rutina diaria. Esto hará que el ayuno sea más fácil. Mark Mattson, un neurocientífico que ha estado ayunando intermitentemente durante los últimos 35 años, ofrece algunas sugerencias. Sugiere que tomes café o té por la mañana, mientras aún estás en ayunas, y que intentes mantenerte ocupado hasta la una.

Si te ejercitas con regularidad, debes hacerlo alrededor del mediodía. Después de tu entrenamiento, puedes comer tu primera comida, pero mantén una dieta moderada de alimentos saludables. No te atragantes. Después podrás consumir el resto de tu comida durante el día al final de la tarde y al principio de la noche. Encontrarás que tu mente estará más clara y serás más productivo durante las horas de la mañana.

Así que intenta tachar la mayor parte de tu lista de cosas por hacer durante las horas de ayuno de la mañana. Llénate con café negro, té verde y agua. Encuentra algo que te ayude a superar la última hora de ayuno, haz ejercicio alrededor del mediodía, y luego come tu primera comida. Algo como bayas, almendras y yogur griego es una buena idea. Esto asegurará que no se compense la comida perdida. El resto del día debería ser fácil.

Cena alrededor de las seis o algo así, incluso puedes comer postre si quieres. Después de unos días, esta se convertirá en tu nueva norma. No deberías experimentar más el hambre. De esta manera, te darás cuenta de que toda la energía que gastaste en comida será utilizada para mejorar tu concentración. Por supuesto, hay otros métodos de ayuno que puedes seguir, y los veremos en el último capítulo, pero aun así obtendrá los mismos beneficios sin importar el horario que sigas.

Esos retortijones de hambre que sientes no siempre son motivo de alarma. Hay tantos mitos sobre la comida; el desayuno no es realmente la comida más importante. De hecho, no hay ningún dato real que pruebe que te hace más delgado o saludable. Comer con más frecuencia no estimula el metabolismo. El cuerpo no va a quemar grasa al tener un suministro constante de carbohidratos a través de tu organismo. Contrariamente a la creencia popular, los retortijones de hambre no significan que debas llenarte de inmediato con comida.

Mucha gente responderá a la llamada de un antojo como lo hacen con el timbre de un teléfono, a menudo y con urgencia, pero con el ayuno aprenderás a sentirte cómodo con la sensación de hambre. Ve estos retortijones de hambre como si fueran padres: a veces autoritarios, siempre testarudos, pero sus consejos no siempre serán los correctos o garantizados. Mantener un horario, tomar café y té, y saber que el hambre es sólo una sensación que viene y se va. Asegúrate de no dejarte llevar demasiado lejos. El ayuno intermitente no debe ser una forma de pasar hambre.

Cuando decides comprometerte con una dieta como "Whole30" o "WeightWatchers", tienes puntos que añadir, alimentos que tienes que evitar y una lista de lo que debes hacer y lo que no debes hacer que puede volverte loco. Las reglas para el ayuno intermitente son ridículamente simples, no se requiere ningún libro de cocina o guía, y no tienes que ser falso a la hora de comer. Puedes comer postre, chocolate y tomar vino.

Lo mejor es que se siente genial. Los

primeros días de hambre pueden no ser placenteros, pero una vez que lo hayas superado, tu energía se disparará. Comer se convertirá en una experiencia placentera en lugar de ser sólo comida que te tragarás. Encontrarás que la comida que comes tendrá mucho más sabor.

Pronto descubrirás que a través del ayuno intermitente tu día será más liviano. El expresidente Obama hizo una entrevista con VanityFair y declaró algunas estrategias que utilizó para simplificar su vida. "Verás que sólo uso trajes grises o azules. Estoy tratando de reducir las decisiones. No quiero tomar decisiones sobre lo que estoy comiendo o vistiendo porque tengo demasiadas otras decisiones que tomar".

Este concepto se conoce como fatiga por decisión y puede afectar tu capacidad de tomar decisiones a lo largo del día. La simplificación de sus opciones de vestimenta ayudó a simplificar la vida de los presidentes. El ayuno intermitente puede ofrecer los mismos beneficios. Al no tener que preocuparte por comer hasta la una o las dos de la tarde, reducirás la fatiga de decisión y aumentarás tu fuerza de voluntad durante el resto del día.

Esto significa que tendrás más energía para usar en otras áreas de tu vida.

Una de las mejores maneras para que la gente encuentre el éxito y la felicidad en la vida es deshacerse de las cosas innecesarias y centrarse sólo en lo que se necesita.

Si eres una persona que viaja, es posible que encuentres aún más éxito en el ayuno. Los aeropuertos no ofrecen demasiadas opciones de alimentos saludables. Puedes usar tus días de viaje como días de ayuno, y luego puedes comer más y mejor comida en los días en que tienes más opciones de alimentación.

No tendrás la misma experiencia que todos los demás con el ayuno intermitente. Por eso necesitas hacer tu experimento personal. Citar estudios o seguir los consejos de un aficionado puede ayudar. Pero recuerda, para obtener resultados *reales*, necesitas experimentar, ajustar y repetir. No permitas que algún estudio de investigación dicte lo que necesitas hacer. Elige lo que más te convenga y céntrate en ello. Si quieres un consejo confiable, busca ayuda profesional de un médico.

Planes de comida en ayunas.

En este último capítulo, encontrarás el programa de ayuno para los ciclos de ayuno intermitente más populares. Puedes leer todos los ciclos y así tener una idea de cuál prefieres seguir. Todo el mundo tiene horarios distintos, y por eso hay tantos ciclos diferentes.

Si sientes que tienes que forzar un ciclo de ayuno en tu horario regular, entonces probablemente no va a funcionar muy bien para ti. Elige un método que te haga la vida más fácil y que puedas seguir.

Cada uno de los ciclos de ayuno tienen reglas propias sobre cuánto tiempo debes ayunar. Examinaremos algunos de los métodos de ayuno más populares y cómo funcionan.

Muchas de las personas que eligen seguir un ciclo de ayuno intermitente también siguen una dieta baja en carbohidratos o cetogénica. No es necesario. Puedes seguir cualquiera de estos ciclos con cualquier tipo de dieta que elijas consumir. Podría ser una dieta vegana, vegetariana, paleo, baja en carbohidratos o una dieta regular. De todas formas, obtendrás todos los beneficios sin importar los alimentos que consumas durante tus fases de alimentación.

Leangains.

El protocolo Lean Gains fue creado por el nutricionista Martin Berkhan, y es una metodología nutricional basada en el ayuno intermitente y el entrenamiento con grandes pesos (cargas).Este es el ciclo perfecto para los aficionados al gimnasio interesados en quemar grasa corporal y construir músculo.

Las mujeres deben ayunar durante 14 horas, y los hombres ayunarán durante 16 horas todos los días. Comerán durante las ocho a diez horas restantes. Durante el ayuno no se deben consumir calorías. Puedes comer chicles sin azúcar, refrescos dietéticos, agua, edulcorantes sin calorías y café negro. Si es necesario, puede agregar un chorrito de leche a tu café. La mayoría de las personas que siguen esto ayunan durante la noche y en la mañana. Esto ayuda a prevenir los retortijones de hambre.

El ayuno se interrumpe normalmente unas seis horas después de despertar. Esto se adapta fácilmente al horario de cualquier persona; lo más importante es mantener una ventana de alimentación consistente. De lo contrario, las hormonas pueden alterarse, y esto hará que el horario sea mucho más difícil de seguir.

Lo que comes y cuándo comes debe depender de cuándo entrenas. En los días que haces ejercicio, es posible que necesites un poco más de carbohidratos que de grasa. En los días de descanso, es preferible consumir más grasas. Debes mantener la ingesta de proteínas prácticamente igual durante todos los días. Independientemente de la dieta que sigas, debes consumir alimentos enteros y no procesados. Debes consumir la mayor parte de lo que comes después de haber hecho ejercicio.

Los beneficios de este ciclo son que, durante sus ocho horas de alimentación, podrás comer cuando quieras. La frecuencia de las comidas no tiene nada que ver con esto. A algunas personas les resultará más fácil si lo dividen en tres comidas.

Las desventajas de este ciclo son que, aunque tengas la flexibilidad de cuándo comer, las ganancias magras tienen una pauta específica de los alimentos que debes comer, especialmente cuando se trata de hacer ejercicio. Cumplir con el plan de nutrición y planificar tus comidas en torno al ejercicio puede hacer que esto sea más difícil de realizar.

Un día normal podría ser así:
Desayuno – 12:00 pm – 1:00 pm
Almuerzo – 4:00 pm – 5:00 pm
Cena – 9:00 pm – 10:00 pm
Ayuno – 10:00 pm – 12:00 pm
Por supuesto, puedes cambiar esto según tu horario personal.

Comer, Parar,Comer.

Este ciclo es ideal para las personas que buscan una mejora en su salud.
El ayuno es de 24 horas una o dos veces por semana. Mucha gente se referirá a su tiempo de ayuno como un descanso de comer. No puedes consumir calorías durante este tiempo, puedes tomar

bebidas sin calorías.

Una vez que hayan pasado las 24 horas, puede volver a comer como de costumbre. Algunos pueden esperar con ansias terminar sus 24 horas con una gran cena, y otros están de acuerdo con sólo comer un bocadillo ligero.

La principal finalidad de este ciclo de ayuno es reducir la ingesta total de calorías sin tener que limitar los alimentos que consumes. Mantener un horario regular de entrenamiento ayuda, especialmente el entrenamiento de resistencia. Esto aumentará la pérdida de peso y mejorará la composición de tu cuerpo.

Los beneficios de este ciclo de ayuno son que a pesar de que 24 horas pueden parecer un tiempo realmente largo sin comer, el programa es flexible. No pasa nada si fallas al primer intento.

Ayuna tantas horas como puedas el primer día y luego empieza a mejorar el tiempo de ayuno para que tu cuerpo pueda adaptarse. Es preferible que empieces tu primer ayuno en un día en el que no tengas ninguna obligación de comer. Escoger un día en el que estés ocupado también te ayudará a mantenerte distraído.

Otro beneficio es que no hay ningún alimento prohibido (a menos que lo combines con otra dieta, como una dieta cetogénica) y no tienes que contar las calorías. Esto puede hacer que las cosas sean más fáciles. Debes comer responsablemente y elegir opciones saludables.

Las desventajas de este ciclo son que pasar 24 horas sin calorías puede ser difícil para algunos. Algunas personas experimentan efectos secundarios de desintoxicación como ansiedad, irritabilidad, fatiga o dolores de cabeza. Estos efectos secundarios desaparecerán una vez que su sistema se acostumbre. También puede ser a veces más tentador atracarse una vez que el tiempo de ayuno ha terminado. Se requiere autocontrol para solucionar ese problema.

Un ciclo normal puede ser así:
Viernes:

- Desayuno: 8 am – 9 am
- Almuerzo: 12 pm – 1 pm
- Cena: 6 pm – 7 pm

Ayuno:

- Viernes 7 pm – sábado 7 pm

Sábado:

- Cena: 7 pm – 8 pm

Luego podrás comer normalmente por el resto de la semana hasta las 7 pm del viernes, o puedes añadir otro ayuno entre las 7 pm del lunes y las 7 pm del martes.

Ayuno 5:2

Este ciclo se llama 5:2 por el hecho de que durante cinco días de la semana comerás como de costumbre y los otros dos días limitarás tus calorías a 500-600 al día. Sino se combina con una dieta especial. Este plan en realidad no restringe los alimentos que puedes comer, sino cuándo comer. Esto hace que resulte mucho más fácil, en vez de contar las calorías.

Puedes elegir cualquiera de los días de la semana para ayunar, siempre y cuando haya al menos un día de comida entre ellos. El plan más común es ayunar los lunes y jueves y comer raciones pequeñas, y luego comer normalmente el resto de la semana. Necesitas evitar comer compulsivamente los días en que comes normalmente.

Con este ciclo, comes los días que ayunas, sólo comes pocas calorías, normalmente entre 500 y 600 calorías. Los alimentos que consumas deben ser alimentos ricos en fibra que te ayuden a sentirte más lleno sin necesidad de calorías adicionales.

La principal dificultad de este ciclo es que cuando comienzas puede que experimentes hambre extrema y te sientas lento o débil. Una vez que tu cuerpo se acostumbre, estos problemas desaparecerán. Durante la primera semana, más o menos, puedes mantenerte ocupado para que no tengas tiempo de pensar en la comida. Si empiezas a sentirte mal, debes asegurarte de comer algo ligero, como una ensalada.

Un ciclo normal de una semana sería similar al siguiente:

Lunes (día de ayuno)
- Desayuno: 8 am – 9 am 130 calorías.
- Almuerzo: 12 am – 1 pm 180 calorías.
- Cena: 6 pm – 7 pm 190 calorías.

Martes (normal)

Miércoles (normal)
Jueves (Día de ayuno)
- Desayuno: 8 am – 9 am 130 calorías.
- Almuerzo: 12 am – 1 pm 180 calorías.
- Cena: 6 pm – 7 pm 190 calorías.

Viernes (normal)

Sábado (normal)

Domingo (normal)

Ayuno de días alternos.

Esto es para personas más disciplinadas que tengan en mente una cierta meta de peso.

Esto equivale al 5:2, excepto que alternarás calorías bajas y normales todos los días. En los días que consumas pocas calorías o de ayuno, comerás una quinta parte de las calorías que consumes habitualmente. Si se consideras el promedio de 2,000 para las mujeres y 2,500 para los hombres, se consumirán entre 400 y 500 calorías.

Los batidos para reemplazar alimentos son una gran opción para días de ayuno, ya que pueden encajar fácilmente en tu horario. Estos pueden tomarse a sorbos durante todo el día mientras mantienes las calorías bajas. Esto te ayudará a engañar a tu cerebro para que piense que estás consumiendo más alimentos de los que realmente consumes. También están llenos de nutrientes.

Debe decirse que los batidos de reemplazo sólo deben usarse durante las primeras dos semanas a medida que su cuerpo se adapta. Después de eso, necesitas empezar a consumir alimentos reales en tus días de ayuno. Si haces ejercicio, puedes notar que en los días de ayuno te sientes más débil, entonces deberías elegir entrenamientos para los días que son más livianos.

Los beneficios de este ciclo son que, si tu meta es perder peso, entonces esto es perfecto para ti. Cuando una persona reduce las calorías en un 20-35 por ciento puede ver una pérdida de peso de aproximadamente dos libras y media cada semana.

Las desventajas de este ciclo son que, si bien puede ser fácil de seguir, también será posible que se coma en exceso en los días normales de alimentación. La mejor manera de asegurarse de que cumplirás con tus obligaciones y de que no comerás en exceso es planificando tus comidas. De esta forma te asegurarás de que no termines en una ventanilla de autoservicio.

Una semana normal de este ciclo sería algo así:

Sábado (normal)

Lunes (ayuno)
- Desayuno: 100 calorías.
- Almuerzo: 150 calorías.
- Cena: 150 calorías.

Martes (normal)

Miércoles (ayuno)

- Desayuno: 100 calorías.
- Almuerzo: 150 calorías.
- Cena: 150 calorías.

Jueves (normal)

Viernes (ayuno)
- Desayuno: 100 calorías.
- Almuerzo: 150 calorías.
- Cena: 150 calorías.

Sábado (normal)

Ayuno 16:8
Este es, probablemente, el ciclo de ayuno más popular, y probablemente el más fácil de seguir. Es similar al Lean Gains, pero no tiene reglas tan estrictas sobre la ingesta de calorías. En este caso, ayunarás durante 16 horas, normalmente durante la noche, y luego comerás las otras ocho horas. Mucha gente elige tomar una taza de café para desayunar, para luego comer por primera vez alrededor del mediodía o a la

una.

Es una gran opción para cualquier persona que siga una dieta especial. No añade ninguna otra regla que debas seguir, ni requiere una rutina de ejercicios estricta. Puedes elegir hacer esto todos los días, o puedes elegir ayunar sólo unas cuantas veces a la semana. Un gran número de personas que hacen dietas bajas en carbohidratos a menudo comienzan a seguir el ciclo de ayuno de 16:8 únicamente porque no sienten tanta hambre.

Una semana normal de este ciclo sería algo así:

Lunes:
- Almuerzo: 1 pm – 2 pm
- Cena: 8 pm – 9 pm
Ayuno: 9 pm – 1 pm

Martes:

- Almuerzo: 1 pm – 2 pm
- Cena: 8 pm – 9 pm

Ayuno: 9 pm – 1 pm

Conclusión

Gracias por llegar hasta el final de *Ayuno Intermitente*.

Ahora todo lo que debes hacer es elegir el programa de ayuno que mejor se adapte a tus necesidades y empezar a seguirlo. Esta es una de las maneras más fáciles de cosechar beneficios asombrosos para la salud. Ya no tienes que preocuparte por contar calorías o carbohidratos. Empieza a ayunar y observa cómo se derriten esos kilos de más.

www.ingramcontent.com/pod-product-compliance
Lightning Source LLC
Chambersburg PA
CBHW051721020426
42333CB00014B/1095